imaginist

想象另一种可能

理
想
国
imaginist

All
That
Moves
Us

Jay Wellons
[美] 杰伊·韦伦斯———著

开颅

『牵动神经』的医疗故事集

高天羽———译

A Pediatric Neurosurgeon,
His Young Patients,
and Their Stories of Grace
and Resilience

上海三联书店

ALL THAT MOVES US: A Pediatric Neurosurgeon, His Young Patients, and Their Stories of Grace and Resilience
by Jay Wellons
Copyright © 2022 by John C. Wellons III, MD
Simplified Chinese edition © 2023 by Beijing Imaginist Time Culture Co., Ltd.
All rights reserved including the right of reproduction in whole or in part in any form.
This edition published by arrangement with Random House, an imprint and division of Penguin Random House LLC

著作权合同登记图字：09-2023-0588

图书在版编目（ＣＩＰ）数据

开颅："牵动神经"的医疗故事集 /（美）杰伊·韦伦斯著；高天羽译 . -- 上海：上海三联书店，2023.8
ISBN 978-7-5426-8160-7

Ⅰ.①开… Ⅱ.①杰… ②高… Ⅲ.①小儿疾病－神经外科学－普及读物 Ⅳ.① R726.51-49

中国国家版本馆 CIP 数据核字 (2023) 第 120824 号

开颅

"牵动神经"的医疗故事集

[美] 杰伊·韦伦斯 著；高天羽 译

责任编辑 / 苗苏以
特约编辑 / EG
装帧设计 / wscgraphic.com
内文制作 / EG
责任校对 / 王凌霄
责任印制 / 姚 军

出版发行 / 上海三联书店
　　　　　（200030）上海市漕溪北路331号A座6楼
邮购电话 / 021-22895540
印　　刷 / 山东韵杰文化科技有限公司

版　　次 / 2023 年 8 月第 1 版
印　　次 / 2023 年 8 月第 1 次印刷
开　　本 / 1230mm×880mm　1/32
字　　数 / 236千字
图　　片 / 5幅
印　　张 / 10.375
书　　号 / ISBN 978-7-5426-8160-7/R·134
定　　价 / 56.00元

如发现印装质量问题，影响阅读，请与印刷厂联系：0533-8510898

打开灵魂的居所

李清晨
小儿心胸外科医生、科普作家

如果人类确有灵魂，那么灵魂的居所就应该是脑。

外科在刚刚成熟的年代，因其显著的医疗效果，曾一度被称为医学之花。而若把外科各个分支专业视为一座大花园，神经外科无疑就是当中的一朵奇葩，透过这朵奇葩，最有可能让我们窥见人类灵魂的样子。

摆在我们面前的这本书，出自美国小儿神经外科医生杰伊·韦伦斯之手，那么他通过手术刀剖开的，是人类童年灵魂的样子吗？

我带着这个奇怪的问题读完了这本书里的 20 多个故事——从医生的视角也不妨说是 20 多个经典病例——就好像近距离观摩了 20 多段破碎后又得到修复的人生。

杰伊·韦伦斯对这些故事没有多加雕琢，个别篇目甚至乍看之下还有些平淡琐碎，但这反而使本书呈现出一种质朴粗粝的真实感。相比之下，有些写作技巧过于娴熟的作者，把一本书里的每个故事都写得跌宕起伏、千回百转，就显得痕迹过于明显了，毕竟真实的医疗工作并非总是在惊涛骇浪里行船，生活总会有它风平浪静的一面。

医生，就是我们生活之舟的护航者。

作为顶尖的小儿神经外科医生，作者写到了很多异常凶险的罕见案例，有些成功的救治可算是神乎其技，比如头部枪击伤，我原来甚至根本不知道这样的枪伤也有救活的机会，毕竟中国医生总体上对枪击伤的处理经验没有美国同行那么丰富，国内的很多外科医生可能工作了一辈子都不会遇到一例枪伤。

胎儿外科是近些年来外科领域较为引人瞩目的处女地，而今，为尚在子宫内的胎儿做手术这件听起来颇具科幻意味的设想，也已经成了临床现实。作者所在的医院正是这方面的翘楚，在这一领域，目前有确切证据可以让胎儿获益的一种手术（即比出生后再做手术效果更佳）叫"子宫内脊髓脊膜膨出闭合术"，就是为子宫内的胎儿手术修补其发育不良的脊膜。

曾有人问我成人外科手术和小儿外科手术有什么区别，我说大概就像修钟和修表的区别。今早 6 点，我接到科室年轻同事的电话，有个急诊手术需要我回去做，患儿 17 岁（超过 18 岁就不能在儿童医院治疗了），长得又高，建立气腹插入腹腔镜器械后，我顿觉眼前豁然开朗，操作空间开阔，远不像平时给小不点儿做腹腔手术时空间那么局促……所以，大家想想，给胎儿做手术，那得是多么精细的手法啊！更重要的是，完成手术后还要让胎儿继续在子宫内发育成熟。

不难理解，胎儿外科的手术对象是孕妇和胎儿，手术固有的风险将由二者承担，可手术的获益却主要是胎儿，因此孕妇与胎儿间这种血肉相连、生死与共的特殊关系，就决定了此类手术必然存在一定程度的伦理争议。作者在书中就提及了一次他在为胎儿做手术的时候，孕妇出现了早剥进而大出血的情况，结果产科同行及时果断出手，提前取出了胎儿，并对产妇实施了抢救。也可能正是由于上述不能忽视的矛盾，我国医界同行目前对这项技术尚处于谨慎的观望状态。

整本书里让我印象最深刻的一个故事，是有一次作者为别的同行收拾残局的经历。作者本来是一个不愿意介入评价同行医疗行为的人，用《马太福音》中的话说就是："你们不要论断人，免得你们被论断（Judge not, lest yourselves be judged）。"这确实是医疗行业内部彼此之间心照不宣的默契，大家总是更愿意理解同行的医疗行为，而不愿公开指名道姓地批评别人，换一句难听的话，也可以叫"医医相护"。

就像我的好友贾行家在评论《心外传奇》时写的那样："医学作为非常依靠经验的学科，尤其重视医生之间的薪火相传。他们会形成绝地武士那样的亦师亦友关系，把倾囊相授、相互扶助当作一种古朴的行业道义。"

作为一门风险巨大的治疗技艺，这样的彼此保护在某种程度上确有必要性，在有些创新领域尤其如此，但如果有些同行错得实在太离谱了呢?

杰伊·韦伦斯正是在遇到了一次同行的严重失误之后，才做出了出庭为病人做证的决定。

一个小男孩在接受一种叫腘绳肌肌腱切断术的时候，被主刀医生误切断了坐骨神经，而且还是双侧，这就意味着这个孩子不但要忍受剧烈的疼痛，而且双下肢将永久瘫痪。

本书作者通过两次异常艰难的手术才为这个可怜的孩子重建了坐骨神经（第一次手术长达 8 个小时），修复切断的神经并不像连接电线那样，当时就能确定是否成功；在这样的修复之后，还要等长达 9 个月的时间才能知道手术的成败——被重建的神经只能以每天 1 毫米的速度缓慢生长。这对患儿、对家属、对收拾残局的主刀医生来说，将是怎样难捱的煎熬。

这一回，作者没有对同行的严重错误保持沉默，而是义无反顾地在法庭上为这个可怜的家庭做了证，作者写道："怒火烧掉了我残存的最后一点矜持，发表完证词后，我始终难掩对辩方律师团的鄙夷。"

十多年后，杰伊·韦伦斯拨通了这位患儿家里的电话，得知这个孩子后来恢复得很好，能走也会开车，还找了一份修飞机的工作，靠着自己的努力，把生活过得很好。

至于那位肇事的医生，他始终没有公开承认自己误切神经的责任，那场官司也以庭外和解收场，但对于这个结果，那家人也觉得足够公平了，再后来，那位医生因为涉嫌对病人的不当行为，自愿永久放弃了执照。

我之所以会对这个故事印象最深，是因为我在刚刚开始外科学习的时候，遇到过几乎一样的剧情：当时有一位中年妇女，在外地做完右腿的静脉曲张手术后，下肢剧烈疼痛了五天，于是来到我实习所在的医院。最初我们判断可能是因为手术后病人又合并了下肢动脉血栓，结果在手术台上却发现，病人的股动脉被齐刷刷结扎切断了……

这个病例后来的恢复异常艰难，这么多年过去了，我始终不能忘记病人因疼痛而在病房发出的哀号，幸运的是，她的那条右腿毕竟保住了，避免了截肢。我记得她丈夫当时对我说：求求你们千万要保住她的腿，以她的性子，要是腿没了，她会自杀的。

性质恶劣、后果严重的医疗事故当然令人愤怒。外界通常很难理解"医医相护"的行为，可能会将这类行为与官场上的腐败等量齐观。但医疗行为总会有不确定因素，只要是人的操作，就有出现失误的可能，就连杰伊·韦伦斯也在本书中写下了自己的失误：他曾在一次手术中将两根皮筋遗忘在病人的颅内，只好等下次手术时取出。那次失误后，新规程增加了一部分——在清点针头和止血海绵之外，也要清点橡皮筋。

还有一次是给连体婴儿（后脑勺连接在一起的双胞胎）做紧急手术的时候，作者由于想两个都救，结果两条小命都没保

住——假如狠下心肠果断决定牺牲一个（这当然很难），以作者
及其团队的技术，年轻的爸妈是有可能抱回一个宝贝的。作者
写道："他俩都死了……我视线模糊，无法缝合，泪水掉在了眼
前的双胞胎身上。"外科医生泪洒手术室的场景不是很多，但我
相信作者没有夸张。法国医生勒内·勒里什说："每一位医生身
上都带着墓碑——由那些因各种原因丧命于外科医生之手的病
人堆砌而成的墓碑。"

　　作者的神经外科同行英国医生亨利·马什也说过：我们都
怀着令人内疚的秘密，然后用自欺欺人和夸大来使这些秘密销
声匿迹。

　　我最后写这些，不是奢求外界原谅医界的所有失误，只是
希望大家明白医疗行业的复杂性，很多医疗行为都是收益与风
险相伴的，从不犯错的医生非但不是医生，可能连人都不是。
过于严苛的从业环境，会毁了这个行业。但必要的惩戒与宽恕
的边界究竟应该划在哪里，恐怕还将是一个争论不休的话题。

　　在临近写完这篇序文的时候，我忽然意识到今天是高考的
最后一天，每年此时都会有许多关于是否要劝人学医的讨论。
我的建议一向是，只有真正发自内心热爱医学事业的年轻人，
才可以选择这条异常艰苦的道路；被这项伟大慈悲的事业召唤
的人每年都有很多，但这其中，只有很少一部分才会成为被命
运选中的幸运儿，最后走到行业顶尖。如果年轻的朋友对医学
没有足够的了解，也不知道自己是否适合学医，但又天然地对

医学抱有极大热忱的，那么不妨细细读一下本书。究竟要不要学医？也许当你伴着作者走过他的行医生涯后，就有了答案。

2023.6.9.

感恩与坚韧下的抉择

田永吉
北京天坛医院小儿神经外科主任医师

小儿神经外科专家杰伊·韦伦斯在接受手术后卧床休息的时段里，决定将工作中的故事写下来。于是，这本书应运而生。在一桩桩惊险的医疗故事中，作者诠释了患儿及家长的坚韧，以及自己身为医者从中受到的鼓舞和治愈。于是有了"感恩与坚韧"这个原书副标题中的字眼。

神经外科因其手术的精微、复杂性和高度挑战性被誉为"外科学中的皇冠"，小儿神经外科更是"皇冠上的明珠"。在北美地区，只有约250名小儿神经外科医生，在我国也不超过400名，我们是名副其实的"少数派"。

小儿神经外科医生面对的患者通常是未成年人，甚至婴儿。这些年幼的孩子不仅身体比成人更加脆弱，而且难以准确表达自己的病情，使得诊治更加复杂，在技术和专业层面都给医生提出了比对待成人患者更大的挑战。而最大的挑战，还不仅仅局限于此。根据我多年的从医经验，在小儿神经外科中，急诊病例占据了很大一部分；患儿送医时，家属们往往也会"全家出动"，他们对孩子的健康状况充满关切和担忧。在医疗、社会和人性等复杂因素的交织下，小儿神经外科医生面临的最大挑战是如何尽可能兼顾快速、准确和全面，做出正确的医疗决策。

本书作者就提到一个例子，是他接诊过的一名 12 岁女孩。在疫情期间，孩子正在家中看电影时突然头痛得厉害，几分钟后就失去了知觉，奄奄一息地被送到医院。作者在书中详述了他对这个病例的处理，让读者亲身体验了在时间和空间极度压缩下的惊心动魄的情景，给人以极大的启发。

借作者的经历，我想和大家探讨一个问题：为什么对医生来说，医疗决策如此困难，而且这种困难正变得越来越严峻呢？

首先，神经外科，尤其是小儿神经外科，面对的常常是病情急、重、险的情况。还记得年轻时的我在急诊值班的时候，与其他科室相比，我接诊的患者通常平时没有明显症状，结果突然间发病，且病情迅速恶化。等来到我面前时，患者病情已经十分严重，有的甚至面临生命危险。

这样的情况，留给神外医生做决策的时间非常有限。就像面对一道高难度的数学题，却只留给我解答小学一年级题目的时间。这时候，在某种程度上，医生就要依靠"直觉"。就像一名飞行员在 3 万英尺的高空面临紧急情况时，只有几十秒的反应时间，无法查阅手册，无法详细推算。他们要在这千钧一发的时刻发挥毕生所学，展现自己的水平。现在的医学在很多情况下也是如此。本书作者也讲了一个例子，平常30分钟的操作，那次只用了3分钟。

在那惊心动魄的3分钟里发生了什么？请读者们打开书籍，亲自体验并验证你们的思考。

第二个困难在于，医生必须考虑各种真实的世情。是的，面前的患者也许存在"一线生机"，但可能要付出巨大的代价，比如家庭的大部分财产。虽然我们常说生命无价，但事实上，所有医疗行为都有明确的价格。对一名晚期肿瘤患者进行积极治疗，包括手术、放疗和化疗，可能延长他三个月到半年的生命，但同时也需要巨额费用，可能会牺牲其家庭未来20年的小康生活，这时要如何决策和建议？这才是"生命无价"和"不惜一切代价（抢救）"这些口号背后所要面对的问题，复杂而又真实。在美国的医保制度下，也一定有很多这种两难，本书作者借着一个数日后消失的婴儿，和一位70多岁的自杀老者，隐隐暗示了这一点。

此外还有手术方案方面的困难，神经外科手术尤其如此。比如，由于孩子对自己的不适症状不能准确描述，有些儿童的脑瘤在发现时已经非常巨大，这时候，就有一个艰难的抉择：一边是肿瘤巨大，血供非常丰富，要完全切掉肿瘤，手术时间不会短，手术过程中大量出血的概率非常高；而另一边是患儿的年龄很小，体重很轻，对出血的耐受性非常差，手术中很可能出血过快，即使加速输血也不能满足需求，从而导致手术被迫中止，甚至患儿心肺功能衰竭，"下不来手术台"。虽然这种概率可能很低，只有1%—2%，但如果不幸落在自己身上，那就是100%。这时医生应该怎么办？谁都无法精准预测那个"平衡点"在哪里，经验再丰富的医生也无法断言，自己一定可以准确地发现趋势，在"向前突破"的同时，还能"及时扼杀"不好的苗头。

那么，是搏一下，还是求保守？对家长和医生来说，这都犹如是一场豪赌。

更有甚者，有些肿瘤，可能因为角度问题，为了保护好脑神经功能，医生可能会建议分两次手术，从不同的角度开颅进去，实现肿瘤的全切除，同时将手术的风险尽可能降到最低（本书中就有这样的案例）。但家长可能难以理解，不能接受——现在医学这么发达了，为什么不能一次手术都把问题解决了？

医生们平时看起来是医学科学工作者，但常常不得不帮助患者和家属做出更为复杂的决策，这正是理论和现实之间的一种巨大张力。

"事非经过不知难"，普通人可能很难真正体会其中的痛苦和煎熬。本书作者巧妙地将自己20多年从医经历中的一个个难忘瞬间，原汁原味地记录下来，让每一位读者都能完全融入他所描述的时空之中，身临其境地感受医生的"艰难时刻"。阅读本书，你仿佛进入了一个戏剧舞台，变成了男主角或女主角，不知不觉沉浸在紧张、纠结的医疗现场中。有时你与医生合为一体，面对复杂的病情和纷繁的人际关系；有时被作者引导在第三人称视角，聆听他的分析、评述和经验分享。经过这样的互动，你大概能对神外医生在职业生涯中经历了什么，面对了什么，理解了什么，领悟了什么，多一些体认。

医生每天都面对着重大又困难的抉择，必须平衡病情的紧迫性、治疗效果和患者的经济承受能力，需要在医学知识、技术经验和人文关怀间找到平衡点。我们需要不断学习和成长，以适应医学科技的进步和社会的变化，也从和患者的接触中学习、收获良多。医者的专业素养，患者的坚韧，医患双方的沟通和信任，都是通向好结果不可或缺的元素。

愿这本书能够让医生和患者都能更深入关注医学在诊疗、技术等问题背后，更为复杂、多元的一面，从而促进医患之间信任与合作的达成，共同构建一个更加健康而又美好的世界。

2023.6.19

推荐序三
神经科医生的时光

梅珊珊
首都医科大学宣武医院神经内科副主任医师

作为一个 12 岁男孩的母亲，孩子的故事最触动我的内心；作为一名神经科医生，患者的病情也最牵动我的神经。因此，《开颅》书中的每一个故事都拨动着我的心弦。

无论是那两个慢慢离去的连体双胞胎，肿瘤满布大脑的达莱拉，被 DIPG 判了死刑的女孩，韦伦斯医生的遗憾是我们神经科医生无时无刻不在经历的事情。多系统萎缩让肢体逐渐衰弱，痉挛性截瘫让双脚无法行走——韦伦斯父亲因渐冻症而离世的场景，也是我每天都可能碰到的无奈。

当然，同样，我们的时光中也充满了喜悦。手术后他的小胖腿又能乱动，把被子踹到床下了；手术后梅根能戴着 1 号号码布奔驰到铁人三项大赛上。长期和韦伦斯医生保持着联系的小患者们，都是他繁重工作中的快乐。而从重度抑郁中恢复过来后夸我好看的男孩，开着电动助步车定期来我的门诊就诊的阿姨，服药后活动明显好转能自己来就诊的爷爷，他们则是我工作中的快乐。

这就是医生，这就是《开颅》，痛并快乐着。

2023.6.28

献给梅利萨、杰克和菲儿，还有爸爸妈妈

作者说明

　　本书所写的故事都是真实的，所写的患儿、患儿父母以及我的同事也都是真实人物。我向几乎所有家长（或患者本人）征求过意见，以确保他们允许我披露他们各自求医之旅的详情。我也将提到他们或他们孩子的篇章，挑最新的版本发给他们过目。我联络的每一个人，都许可我使用他们孩子(及／或他们自己)的名字和身份信息。少数情况下，我还有幸将故事读给了家长本人听，并与他们重温了当时的情感，虽然只有片刻。

　　有些患儿我始终无法找到他们的家长，或者联系不上患儿本人，这时我确实会更改身份特征以保护隐私。我也改动了一些前同事的名字，比如《小小密西西比式割伤》一章中的几位。但在这类改动中，没有一处实质上篡改了他们的亲身经历。

他听着雪簌簌地落在全世界的每个地方，簌簌地落着，就如它们落向最后的归宿，落在一切活人与死者身上；他的灵魂也慢慢失去了知觉。

——詹姆斯·乔伊斯，《都柏林人·死者》

目 录

我们当中的小不点

我是一名小儿神经外科医师。这意味着我要为脑和脊髓患病的各个年龄的孩子开刀。这些疾病包括肿瘤、血管畸形、需要动手术的颅脑发育异常、脑积水、脊柱裂、创伤等，是一份长长的单子。我会用头发丝一样细的缝线，将出生时可能就扯断了的神经缝起。我们的手术对象，有些是即将成人的青少年，有些出生才一个礼拜，其中的一些早产儿，体重还不到一公斤。我曾经以为这个体型已经够小了，直到几年前，我开始对子宫中的胎儿开展脊髓手术。

根据经验，我在派对上往往不谈工作。当医院外面的人问我做哪一行时，我只说医疗行业。接着，如果他们竟然有耐心又问了五个问题，我才会终于说出"小儿神经外科"这几个字。我妻子告诉我说，在派对上聊汽车儿童座椅和自行车头盔的重要性最容易冷场，尤其是我开始述说工作中的相关见闻时。

　　我的父亲也想过做医生。在开始正文之前，我觉得有必要让各位知道这一点。在我出生之前很久，他曾考虑过放弃商界的成功事业，转去医学院深造。那样做自然是有风险的，但是作为20世纪50年代战争时期的国民警卫队飞行员，他早已习惯了风险。年轻时，就在毕业于空军飞行学校之后、开始第一份工作之前，他曾与一位家庭医生共事，那段经历令他铭记终生。后来分别时，那位和蔼的老医生把自己的听诊器送给了我父亲，并说将来他会成为一名出色的医生。现在那副听诊器到了我手里。它的胸件上镌着一行细小的文字，是我父亲的姓名，后面还有"MD"（医学博士）字样，仿佛是平行世界的一段历史留下的遗物。离开职场后，我父亲在短短一年时间里念了研究生课程，通过了入学考试，几乎站到了医生职业的门口，但那时他的家里已经有了一个妻子和两个幼儿，他付不起医学院的学费，也没法一边念书一边养活他们。他不是没争取过：我读过几封旧信，其中详细记载了他申请助学金失败的几次尝试。到后来，他终于搁置了这份梦想。几年后，我出生了，是个意料之外的老三。差不多就在那一刻，他又萌生了让我成为医生的希望。

　　至少在一开始，我是完全响应他这个梦想的。小时候我有几次对其他职业产生过兴趣。我很迷恋飞行，在家里四处戴着父亲的飞行头盔。但我听说，选这条路和家人相处的时间会很少（真是讽刺：好像现在很多似的）。还是想想地面上能做的事吧。当我在小学作文里写到我的理想是做一名医生时，我发现，我的父母是那么地高兴。

但是后来，就像大多数小年轻一样，我决定选一个不同的方向，要走自己的路。我主修了英文，用心磨炼写作技巧，但我当时留了个心眼，仍继续修读医学预科课程，在医学院入学考试（MCAT）中也表现很好，足够申请医学院。本科时，我研读乔伊斯、叶芝和莎士比亚，教授们曾在都柏林的三一学院和牛津接受训练。我连上了两学期的创意写作，第一学期的老师是巴里·汉纳，第二学期是埃伦·道格拉斯。*前者带一个小班，外人未经允许不得旁听，他香烟抽个不停，还掐掉过滤嘴，最后给我的作文打了个 B⁻。后者则会坐在我身边帮我修改，后来还在一本她的著作《黑云白云》(*Black Clouds, White Clouds*) 上给我题签："致杰伊，你的作品我记得，很喜欢。"（有件事我一直没对人说：我交给这两位老师的是同一篇作文。）虽然有这段经历，但我还是在念完寄宿高中和本科之后，稀里糊涂地进了医学院，去实现我父亲的梦想——这样也挺好。我当时心想，我到这里或许是为了了解活着的意义。我一点也不知道之后的25年有什么在等着我。

有数不清的专业外人士跟我说过别去神经外科（简称"神

---

* 汉纳和道格拉斯（Barry Hannah，1942—2010；Ellen Douglas，1921—2012）两位老师，都是来自密西西比的小说家。——编注（此后若无特别说明，脚注均为编辑添加）

外"）："你和那些人不一样。神经外科医生总是疲惫又暴躁。他们傲慢自大。他们操劳过度。病人恢复得很差，都死了。"最初在实习轮转的时候，我非常喜欢心内科：查体，特别是心脏听诊，再以这些结果为抓手，做出之后的决策。审慎地讲解，周密地计划。你知道小舌的振动可以用来诊断主动脉回流吗？现在还有人知道这个吗？我们那时就知道。在心内科，男士系领带，女士披围巾，我们脖子上挂一只听诊器，诊断杂音、摩擦音、奔马律、喀喇音和隆隆样音，那架势就仿佛我们统治着医院的每一条走廊每一间大厅。埃默里大学的作家兼心内科医师约翰·斯通（John Stone）曾在他的文集上为我题签，当时我刚进医学院一年，在遗体实验室工作，他说我闻起来就像福尔马林："在开头处，致杰伊……"*

三个月后，我又觉得普通儿科妙极了。一天我早起去喂宝宝，被住院总医师撞见。"如果喜欢喂宝宝，你就来儿科。"他说。但是我来喂的不是全部宝宝，只是其中的一个。他总是孤身躺在婴儿床上，从没有人来看望。可能是天生对可卡因有瘾吧，我想。他已经熬过了最艰难的关头，但还是孤零零一个。其他宝宝的家人每天都来，抱着他们在摇椅里坐一阵。只有他没这待遇。我到现在还记得当时的情形：我一早过去，趁着别人都还没来，把他抱起来放到腿上，低头看他的小脑袋，脑袋中央

---

*　这是一处双关，"开头"既是本书的开头，也是作者职业生涯的开头。

有一条细细的突起，那是皮肤下骨头重叠的痕迹。我总是一早就去喂他，努力让他体会一种安全感。我知道我的生命中有好多好多用不完的爱和支持，它们洋溢四周，我希望让他也能感受到一点。可短短几周之后他就不见了，转去了哪里、和谁一起走的，从来没人告诉我。然后我继续轮转，这一次是外科。

在那里，我明白了有些事是非用手做不可的。我待在那里老也不走，一台接着一台地做手术。我记得在医学院的第三年时遇到了退伍军人医院（VA hospital）的一位主治医师雷吉大夫（Dr. Reggie），这位大夫允许我和他一起做手术。"我们来看看韦伦斯有没有用心学，"他对手下的住院医说，"让他试试缝合肠道。"我当然用了心，因此也缝得很顺利。一天深夜，我们要救一位肾衰竭的退伍军人，要截断他一条腿，因为那条腿正在坏死并危害他健康的那一只肾。麻烦的是，因为之前的一次骨折，他的股骨上插了一根金属棒，当时凌晨两点，手术室里没有能截断它的设备。那把电锯差点把我震散了架。于是雷吉大夫向楼下维修部的伙计们求助。他们都喜欢雷吉大夫，因为他向来尊重他们。他在深更半夜把他们叫上手术室，要他们把最大的锯给我们找出来，再磨锋利、消好毒，而我们就在边上等着。过了一阵，外面送进来一把在双人锯木赛上用的那种大家伙。雷吉就和我拉大锯，扯大锯。我记得还进出了火星。病人还只能醒着，只做脊椎麻醉（腰麻），因为他病情太重，无法全麻，麻醉医师担心他血压太低，心脏无法承受。我记得我拉锯时，麻醉医师从手术巾帘子另一侧望向我，说了句："我的老天啊。"我们终于把腿锯断，我双手疼痛，但总算救下了他。我当时就明白我想要救人。

后来我正式到外科轮转，又遇到了一位小儿普外科医师米勒大夫（Dr. Miller），他高如竹竿，皮包骨头，头发全秃，哪里都没有毛（据说），是我认识的人里最忙的一个。在手术室，他几乎样样都行。他曾从小孩的气道和胃里掏出过一千多枚硬币，每一枚他都存进了那种有插槽的小本子里。（我也有这样一个本子，从童年时代保存至今，纸质的硬币槽里插满硬币，上面有透明的塑料窗。）久而久之，米勒大夫把他掏出的硬币一一归类，还总结出了儿童最常吞下的是哪一种："我跟你说，要小心丹佛铸币厂的那些。"他常常发表讲话，介绍统计数据会如何遭到误用并得出毫无意义的结论。每天查房和手术期间，他都会教我们检查结果意味着什么，如何看 X 光片。每周日早晨，他都要正式向学生和住院医师发表一场演讲，他称之为"主日学校"。他很受众人爱戴，我希望有朝一日也能像他一样教书、一样得到学生们的喜爱。他女儿和我在医学院是同班同学，我们第一次见面是在第一个月的解剖课上，我一不小心，把我那具遗体的脚指甲弹到了她那件脏兮兮的解剖服的口袋里。虽然有这件糗事，她还是成了我的一位密友，后来还在我的婚礼上加入了伴娘团。几年前的一天，我辞别最后一名门诊病人，驱车到密西西比去参加米勒大夫的葬礼。我走进去时，她和她丈夫，还有他们的四个十几岁的孩子都从接待的行列中走过来，一一搂了我的脖颈。我们一起站在原地哭了一会儿，因为他们都知道米勒大夫对我意味着什么，他这个人代表了什么，为成百上千个孩子做了什么。又为我做了什么。

就这样，我在心内科喜欢上了查体；在儿科喜欢上了天真无邪的小病人（但并非"天真"本身）；在外科，我迷上了用手干活、救人性命；在米勒大夫那里，我发现我又萌发了去教书、并有朝一日获得学生尊重的念头。我知道该下定决心去哪一科做住院培训了，也知道了自己不像那些倦怠的神经外科医师。

但在医学院求学的整个阶段，我总会在急诊部看见人群如海潮一般向两边分开，让神外的住院医师从中间通过。接着他们迅速开展检查、安排 CT、平静地和家属谈话、再有条不紊地接待下一个急诊病例。就这样一个个地渐次解决问题。我遇到的那些，确实"疲惫而暴躁""操劳过度"，待人接物也有些古怪——我也这么觉得，就好像他们与别人生活的不是同一个世界。而在我开始正式跟着他们轮转后，很快他们就不显得古怪了。只要科里一有空，他们就教我脑和脊髓的知识。他们会和我一起坐到深夜，在急诊部的一片乱象当中，画出复杂的示意图，比如手臂肌肉所受的神经支配、脑神经草图等，我自己至今还在为我的学生画这些图。我们当时照护的病人，有的在车祸中撞出了血块，有的脊髓受伤需要修补，有的生了脑瘤必须摘除，以及各种各样的中枢神经系统问题。这些病人本是和你我一样的常人，却被这些问题逼到了发疯的边缘。我们负责把他们捞回来，不是每次都成功，但大多时候都行。在医学院的第三年，我整个感恩节假期都待在医院，为的是和这些住院医师一起工作，我记得当时只觉得自己笨手笨脚，同时又战无不胜。

一星期又一星期，每次经过神经外科手术室，我都会止步张望里面的情形。不是偶尔如此，而是次次都会。只要一经过那里，我百分百会踮脚企立，透过门上那一方窗口朝里窥探。有一天，我决定大方地进去看，也真的进去了，我心想我也可以与人交流、可以救人、教人、做好一名神经外科医师，因为毕竟，我在许多方面已经很像他们。

在杜克大学医院，我头两年的住院培训就这么迷迷糊糊过去了，后来迷糊的两年又变成了迷糊的六年。我起初是如何从密西西比来杜克的，仍是个谜，部分原因大概是我做医学生时曾在杜克轮转过一个月，我能长时间不休息地工作，并且每遇到疑问时，我不会编几句话蒙混过去，而是真会去寻找答案。那阵迷糊还有一个原因：就在我的医学院念到最后一年，即将踏上不平凡的住院生涯时，我的父亲患上了"渐冻症"，即"肌萎缩侧索硬化"（ALS），这是一种无情的神经退行性疾病，最终会造成瘫痪和死亡，无法用任何手术或干预手段治疗。我把他留在密西西比，独自去上学，一年后，就在我人生最忙碌最紧张的关头，他突然辞世，我也将独自走过前方的漫长道路。虽然我还不清楚会如何度过未来的医学人生，但是阴差阳错，我将付出整个职业生涯以更好地理解这套我父亲因之病亡的解剖系统。我现在清楚了：我会在我诊治的病人身上见到他的影子，也会在家属的哀恸中见到我自己。

现实中的生死抉择很快消磨了我理想中战无不胜的错觉。我记得一开始就有一位主治医师告诉我，在照顾他的病人时，我得夹紧屁股。他边说还边打了个 OK 的手势，拇指曲起来紧紧包住食指，压得手指上的皮肤都发白了——这手势就代表我夹紧的肛门。我心想老天，我究竟来了什么鬼地方？我们一连工作好多个小时，我常常在吃饭的时候睡着，嘴里还含着食物。有一个月，我在午夜驱车回家时两次撞上了同一棵树，幸好是在弯道减速的时候。我还在手术中睡着过。当你经常要接连两晚不睡时，无论多少咖啡因或肾上腺素也无法抵消疲劳。如今像这样的长时间疲劳累积有了一个说法，叫"睡眠缺乏"（sleep deficit）。但在我们那个时代，工作就是如此，谁也不会质疑。你要么就死撑，要么就退学或被辞退。身为住院医，你很快会发现，你要做的就是尽量在激流中浮在水面上不被淹死，直到你蓦地发现已经到了对岸。

在成为神经外科医师的混乱道路上，我逐渐被涉及儿童的病例所吸引。我眼看着小儿神经外科医师们同家长和患儿一起，从诊断不明的焦灼出发，经过精细的手术干预，最终到达康复的释然。对于儿童，这只是一个治愈并活下去的机会，他们的角度最是天真：本来很疼，现在不疼了。对于家长，孩子得到了一个足以改变人生的诊断，这令他们痛苦，迸发强烈的情绪，但又必须去充分相信另一个人类，让他来干预治疗。对于外科医生，孩子有着纯粹的潜能，他的一切都未最终确定，所有可能都还在，而眼下就是从根本上改善乃至挽回一个孩子的机会。

有个词叫"多能性"（pluripotent），一般用于描述干细胞，这是我们身体里极重要的微观结构，能够变成几乎任何一种细胞系，但关键是，这种变化取决于外界的影响。这些年我为一个又一个孩子开展手术，往往对他们的生命产生了深刻影响，能这样做我感觉非常有福，看到他们长大成人，我开始觉得自己是受了召唤，要帮助他们一个一个地将潜能释放到世界当中。

但是在我培训期间，还有一件事情推动我进入了小儿神经外科：我遇到了更多小儿神经外科医师，特别是其中一位，名叫蒂姆·乔治（Tim George）。因为和蒂姆在杜克医院合作了一个脑成像的研究项目，我在住培期间参加了一次小儿神经外科的全国性会议，去主会场介绍这项研究。我刚在那里待了一天，听其他人对着麦克风演讲，会见有朝一日将成为我的导师和同事的行业领军人物，等等，当时陪我同行、同样是医学生的我妻子梅利萨（她也是第一次参会）就对我说："你在这儿找到同类了。"这就是她的原话，就好像我正在一群观光客中游览威尔士，忽然发现我自己就是威尔士人。

我后来发现这一行是一个较小的群体。整个北美只有大约250名小儿神经外科医师，其中20%是女性，在比例上高于任何一个外科分支。这个比例仍在上升，我们也显然从中受益。当然，我们也比较古怪。在我们的全国会议上，只要有一个人开始在讲台上说些车轱辘话，其他人就会用力敲一面吊锣，表示："快别说了！"我认为，同行们相处得这么融洽，原因是我们都有着共同的经历：我们照顾孩子，他们有的康复，有的没有；患儿的家长有的感激不尽，有的再不想见你；我们在手术室里一连几个小时与更高的权威讨价还价，为的是能让病人不再出血，肿瘤最终消失，或是脑肿胀得以消退。求求你上帝，要我干什么都行，先帮我治好这病吧。

成为一名医学会认证的小儿神经外科医师需要在住培期满后额外培训一年，称为"专科医师培训"（fellowship），这一年我决定跟随一支杰出团队度过，团队的领导者是来自伯明翰阿拉巴马大学的杰里·奥克斯（Jerry Oakes）。他在我去杜克前的几年就取得了教职，在那里很受重视。谢天谢地，这一年我的挣扎少多了，睡眠多多了，虽说一天也要工作 12 小时。手术室里的时光教会了我许多，其中对外科医师最最重要的一点，是神经系统的三维结构会随时间而变化。一个早产儿的脑及其周边结构，与一个 18 岁少年是迥然不同的。我开始懂得，时间是解剖上一个重要的第四维度，我明白了各结构的尺寸，它们之间的关键联系，以及随着儿童的成长，这些结构在发育和演变过程中的脆弱性。这将成为我教授住院医师和医学生时的基本信条，它也是人类神经系统奇妙本质的明证。

　　然后你才算出徒，这时距你本科毕业已经有11年。这时，大多数形容枯槁的神外医生会告诉你说，真正的学习才刚刚开始。一旦完成住培，成为主治医师，你就要开始担责了，从此没有人会在你之后刷手上台，也没有人会在你后面走进诊室。你成了患儿和家长托付信任的人，他们指望你来替他们解除噩梦，他们就是为了这个来找你的。如今我已经做了近二十年的小儿神经外科医生，先是在伯明翰大学工作了十年，现在到范德比尔特大学这里也快满十年了。在职业生涯中，我做了数千台手术。胚胎手术最奇妙；创伤手术如果成功，最能使我满足；肿瘤和血管畸形最难做；脑积水最常规，可是当常规出了一点小小的岔子结果失败，也会气得人发疯。我犯错过、后悔过，也有人类所能想象的最美记忆。我曾经在急诊手术开始前对家属说我必须走了，"现在不是搞座谈的时候"——我曾告诉一对年轻夫妇，他们襁褓中的女儿已经脑动脉瘤破裂，随时会死，我不能再往下说了，因为我必须马上进手术室抢救他们的孩子。我曾经被人大吼，偶尔还因为无法阻止注定的结局而遭到威胁，每一次我都会试着理解家长的难处。我曾与患儿父母一同哭泣，有时因为释然，有时因为悲伤。我还曾在无人的更衣室里落泪，那些泪水是从一个我自认为已经压制住的角落涌出来的。

　　数年前，我曾被叫去参与治疗一对新生的连体双胞胎，他们的后脑勺连在一起，出生早于预产期很久，非常娇小、脆弱。其中一个婴儿已现危象，因肠道坏死——极早早产有时就有这

种情况——并且他的血液毒素已经开始威胁另一名婴儿。我们
决定尝试紧急分离。片子还没拍几张，孩子却命在须臾，不可
能像通常那样用几周时间为这种程度的手术做准备了，只能尽
人事，听天命。我们切开皮肤，打开颅骨和硬脑膜，只出了很
少一点血。一切顺利，甚至麻醉以后，连生命体征也有了改善。
然而，在手术进行到三个小时后，当我们将连接两个孩子的数
百条细小血管——凝结，越来越深入地切分他们的脑组织时，
里面又出了一点血。接着，从两个相连的脑的深处，大量血液
冒了出来，多得止也止不住。麻醉医师开始往双胞胎的静脉里
大量输血，我也立刻用剪子剪断相连的颅骨：什么精细操作都
不能指望了，当务之急是先把他们分开，好让我和搭档一人一
个为他们止血。

然后出血停了。

出血停了是因为所有血流都停了。他俩都死了。我记得那
时我视线模糊，无法缝合，泪水掉在了眼前的双胞胎身上。我
要将他们缝好，那样他们的父母至少能抱他们一回，一个一个
地抱。我们本该牺牲一个救活另一个，但我们想两个都救，结
果两个都死了，我到现在还记得自己站在原地泪眼蒙眬的感觉。

多年来，我始终在眼睛看不见的地方保留了一块想象的土
地，那是一片长着葱郁青草的平原。它之所以存在，是因为我
必须有一个地方埋藏这些记忆。每当遇到理解不了的事，当那
件事令我质疑自己的信念，或使我陷入深切的悲伤，这时，我

就安静地坐下，想想那片目不可及的绿色原野。我想象自己沿着一列小小的土堆走着，直到发现一个尚无人迹的新地方，这时我就移开草皮，在地上挖一个洞，将我对那个结局悲惨的孩子的记忆放进一只盒子，再将盒子埋进洞里，重新盖上草皮，在这里拍出一个小小的土堆。每一次，我都会这么做。然后我离开那片绿野，走回生活。

时间到了 2017 年夏天，我注视着一张在电脑屏幕上滚动的 CT 扫描片，这个动作我在之前的 25 年中已经重复了数千次，每次之后我都会跟人解释：这是一只肿瘤，肿瘤分不同的类型，有良性也有恶性，这一只看起来是恶性的，我们需要再拍些片子，然后动个手术。但是这一次我没有说这些话，而是成了"听说话"的人。这是一只壁球大小的肿瘤，长在我骨盆和大腿的肌肉里，就在控制腿的那条神经上方（我曾经多少次暴露过这条神经？），它看着是恶性的，于是我接受了将其切除的根治手术，也成功切除了，一同切除的还有一点儿行走所必需的肌肉。我记得后来病理科医师要我和他一起在显微镜下观察它，为的是向我证明它是良性的，这个概率才一百万分之一——书上是这么说的。亲眼看到身体的一个生长失控的部分，感觉相当古怪。第一次手术之后，我又接受了第二次手术以关闭缺损，然后是第三次手术，继而是严格的卧床休息——连续十个星期。

在以变态的速度连续工作了不知道多久之后被迫卧床，你是会有一点自怜的。但是转念一想，喂！这可是良性的你这笨蛋！而且它不长在脑子里脊髓里胸腔里或肠道里，只是长在大腿肌肉里，未来经过理疗，你还能重新走路。接着你开始感到自己经历了一次生死考验，对人生也有了一点反思。我想起了约翰·斯通多年前在他那本著作前面的题词："在开头，致杰伊……"就在我卧床休息翻看那本书时，我回想起自己是如何为了更好地理解生命而上了医学院，也回想起了在那之后我有幸走过的每一条路和学到的每一则经验教训。

我们当然都很脆弱；最脆弱的，就是我们当中的小不点。每个人都要面对的黑暗与未知会使我们愈加脆弱。然而凡是生命皆想生存，而我也明白了我们都有非凡的韧性；韧性最强的，同样是我们当中的小不点。一个孩子来到我们这里，患有某种需要干预的疾病，那病正出现在他生命中最神圣的部位——脑或脊髓，正是这些部位使我们成为人类。我常常觉得，为他们手术有一种效果，使我更像一个人类了。我不仅是在治愈他们，也在被他们治愈。

现在，该来说一说这些了不起的孩子，还有我们一起走过的路了。

01
想起疫情前的日子

　　整个 2020 年春天，我们医院和其他许多医院一样，也在全力准备应对新型冠状病毒。当北美第一波遭受疫情的西海岸同事在电话会议、社交媒体或线上聊天中讲述他们最初的经验（必要时一只 N95 口罩可以戴一整天、口罩之外还必须戴面罩、备好哮喘吸入器、术后康复室已经有四名护士感染病毒并居家隔离等）时，整体的感觉变得黯淡起来。当时我的任务不再是做手术，而是作为一个围手术期委员会的一员，筛选迅速传来的数据（有些有效，有些无效），为预期中的患者高峰作准备。服务团队很快缩减到了最核心的业务：手术大多取消，只保留最紧急的那些，所有非临床人员都被打发回了家。

　　这时来了一名 12 岁的病人，因脑部的动静脉畸形（AVM）破裂而昏迷。几小时前，她正和家人遵照州和地方的居家令，一起在家看《哈利·波特》系列电影，忽然就说自己头痛得厉害，几分钟后便不省人事。

这是小儿神经外科中最艰巨的一个方面，你总感觉随时会有祸患临头，从工作溢出到你的生活。年深日久，你会习惯紧急情况，随机事件反而成了常态。

你的女儿刚刚还吃着爆米花，和家人一起看《哈利·波特》，转眼就发作了从未有过的头痛，并因脑出血而产生痫样发作。

或是一个孩子在上学前吃着早饭，却一头栽倒进麦片里，家长先以为是恶作剧，接着才恐惧地发现不是。

自行车闸坏了，你那13岁大的孩子冲进了滚滚车流。

一位父亲在驾车时转头查看两岁孩子的座椅是否扣好了安全带，接着便驶出道路，撞上了树。两天后，仍戴着颈托、坐着轮椅的夫妇二人，必须决定是否要给再不可能康复的孩子拔掉呼吸机。

一些在别人看来想必很平常的瞬间，于我都是一声声咆哮。汽车安全座椅可不仅是一件碍手碍脚的琐事。在我看来，它就和阿波罗飞船发射之前，技师给宇航员系紧安全带一样重要。看见我儿子不戴头盔跳上朋友的滑板，我便会自动弹出这样的记忆：某个别人家的孩子颅骨凹陷骨折，半夜两点急匆匆送进手术室，患儿的血把我的刷手裤浸了个透，料子直接黏在了我的皮肤上。每一次乘车、每次一起吃饭、每一次我的孩子们离家出门，只要任凭自己胡思乱想，我就会看见救生钳、痫样发作，或者警察敲我的门。

在离那名 12 岁女孩家不远的一间急诊室里，一根呼吸管插进她体内，机械通气开始了，这是救命的干预措施，为的是争取时间。CT 扫描显示，她的大脑左额叶中有一个大血块在向右推挤，在平常波澜不惊的表面下方，似乎还有一小处令人不安的血管缠结，这就是动静脉畸形。两个半小时前，别处的一位急诊医生做出了 AVM 破裂的正确诊断，并在颅骨上钻了个小孔，放了一根引流管到脑室里。这能起到两大作用：一是在出现脑出血、创伤或脑瘤的情况时，用物理方法抽出脑内淤积的脑脊液，从而减轻迅速推高的颅内压；二是这根引流管一旦连接了病床边的显示器，就能形成压力监护仪。有了颅内压读数，医护就能灌注特殊的静脉药物来降低颅压，并为最终的治疗再争取一点点时间。

AVM 是我们最难开展的手术之一。正常情况下，厚壁的动脉将含氧血从心脏高压泵送至脑（及其他身体部位）。随着动脉分岔成更小更多的小动脉，血压也不断降低，直至最后分岔为微小的毛细血管。大多数器官内的毛细血管床由数千根细小的血管组成，每根的直径只相当于单个红细胞，红细胞内的氧气透过毛细血管壁输送给有需要的器官。这个失去氧气的过程也是血液由鲜红变成深蓝的原因。在毛细血管床的另一侧，是压力较低的蓝色脱氧血，它们汇入越来越粗的薄壁静脉，随静脉回到肺部，再溶入更多氧气，然后继续进入心脏，由心脏的搏动将血液再次如此泵送出去。

大体而言，AVM 就是这条通路发生了短路。AVM 一般在人出生后就以很小的规模存在，并随时间而增长，到后来可能导致痫样发作、头痛，甚至血管急性破裂，就像这个女孩的情况。正常模式下，血液从动脉流出，中间经由毛细血管床疏散压力，再流入静脉；与此不同，AVM 就是那些粗壮、高压、厚壁的血管，将鲜红的含氧血直接灌进薄壁的静脉，而静脉根本应付不了来自心脏的高压。时间一久，这些薄壁的静脉开始塌陷并互相缠结，红色的血直接射入静脉，使它们动脉化，变得鲜红、肿胀和异常。在手术显微镜的高倍放大之下，你可以看见 AVM 随着每一次心跳危险地搏动，红色和蓝色的血液在血管中混合、打旋。

那位外院医师在放入引流管前和我通了电话，当时午夜刚过。埋管和之后的转院耗去了几个小时，患儿到我们医院是清晨 6 点左右。我们很快将她推进手术室，麻醉之后，手术室护士立刻围拢到她身边来。

就在这当口，在我们就要开始手术时，我和患儿母亲火速谈了一下话，介绍手术的几种可能。病人被紧急送院时，往往会被临时取个名，好迅速通过电子病历和医院系统。直到这时我才从患儿母亲这里得知，她叫索菲娅。接着我不得不告诉她，索菲娅有可能因为 AVM 破裂而死亡或永久残废，她也可能因为摘除 AVM 的手术而死亡或永久残废。我进一步澄清，"永久残废"有多种意思，可能是无法移动一侧身体，或变成哑巴，或者要靠机器存活，永远不会醒来。当我硬起心肠说这番话，一边还要专注手头的手术任务时，我发现我正主动将自己的两个角色分开，一个是孩子的父亲，另一个是必须为这个重病患儿开刀的医生。我想象自己在头脑中踩下某种离合器，让心灵中的父亲部分空转，与医生的部分脱离。如果不这么做，这位母亲和这些年来各位家长在这种时刻所受的折磨，将使我即便只是想想也会不堪重负。事实上，我把这种"想想"看作这种时刻的软弱表现，一个神经外科医生应该克制住这种软弱。任由自己畅想、稍稍放松克制，就可能使我乱了方寸，回想起自己带孩子时的情节：第一次教孩子骑车，带孩子踢球，解决孩子之间的争吵，等等。

"我能想象你现在有多难过，我们整支团队都迫不及待地想救你的孩子，这一点我向你保证。我要告诉你，一切都会好的，你现在的痛苦一定会过去。但现在我必须离开去完成我的任务。我们已经召回了最好的手术团队，因为新冠疫情，他们之前都被调去处理别的事情了，现在他们都在手术室里做好了准备。但是为了手术，我们都必须将自己抽离一点，那样我们才好去消毒手术野，用手术巾盖住她的半边脑袋，让你们疼爱的女儿暂时变成一块做好手术准备的矩形，她的其他部分都要用无菌手术巾（单）覆盖，好让我们的眼前开出一扇通向问题的窗户，而我们都深信这个问题可以解决。"

因为内部血块的压力，她的脑子变得紧紧的。谁都禁不住想要立即摘除血块、减轻压力。但血块又正好堵住了血管上的破洞，止住了出血。一旦把它从破了洞的血管上挪开，病人就会重新失血，我不想冒这个险。很快我们就发现了向 AVM 供血的那根动脉，并用显微手术钳将它暴露了几毫米。我的住院医就在我身边，她在那根动脉上小心地夹了一只微型止血夹。刚刚夹好，我们就看到附近一根鼓胀、搏动的引流静脉从愤怒打旋的紫色变成了平静的蓝色，这表示血流已经正常。我们又将一只微型止血夹夹在刚离开 AVM 的那根静脉上，然后用显微手术剪剪上几下，AVM 就摘了下来。接着，我们小心翼翼地从她脑子的最深部移除那只血块：先是轻柔地冲洗它的周围，让它向我们浮动，等浮到表面时再用一只微型吸引器把它吸走。短短几秒之间，她的脑就松弛了下来，没有那血块再从内部施压，我们也该撤了。

在我们关闭切口时，我注意到整支团队中间升起了一股能量，它透过手术室的大门传到了外面的走廊，引得同事们都来参观我们的成果。平日里径直路过的面孔都停在门前，透过窗口朝里张望。我想象他们数周来目睹无情的疫病侵袭整个世界，一定都压抑坏了。而在完成手术的那一瞬间，大家都想起了疫情之前的日子，它让我们眼前一亮，有了目的，也让大家从眼睁睁看着周遭变动的无助感中获得了一丝喘息。

我们曾经在这间手术室里实现治愈，就必能再度治愈。

我目睹着索菲娅在术后的几周一点点地康复。才几天工夫她就从昏迷中醒转，之后几乎每个小时都有进步：她先是叫出了家人的名字，接着能伸手去拿东西，与环境之间的互动越来越多。很快她就被转到了附近的一家康复医院，去专门训练站立和行走了。她在多年前学走路时练出的那些脑部通路还在，她只需要再次找到它们。几天后，从门诊下班时，我没有走向自己的轿车，而是穿过马路到那家康复医院去探望病人。

这时，大流行已经形成。由于新冠探视限制，她不能接待父母之外的任何访客，因此父母轮流去陪她。我走到打开的病房门口，朝里看了一眼，然后敲了敲门框示意我来了。只见她坐在床上，不久前还在生死边缘徘徊，现在却和她母亲玩着纸牌游戏。已经玩纸牌了！我回想起手术前和她妈妈的那次谈话，再看看眼前的景象，感觉震惊。虽然我干这一行已经这么些年，一次次地把孩子从死亡边缘挽救回来，在这种时刻，我仍会不由自主地惊叹。现在的她不仅能与人互动、交谈，而且焕发着生机。母女俩都从纸牌上抬头看向我，双双露出了笑容。她的理疗师在我后面不久也进来了，我目睹她从床沿站起，尝试再次行走——虽然她的身体已经大有进步，但走路仍是一个难题。她母亲从身边离开，一边鼓励她，一边站到了我这一侧。她看着妈妈在病房内行走自如，然后向下瞥了一眼，集中起精神，脸上浮出坚毅的神色。我看出了她想要治愈的决心，她想为康复而努力，无论要为此付出多少。那一刻我意识到，在这种新的疫病中熬过一周又一周之后，我是多么需要见证她的痊愈，以及她为痊愈展现出的意志力。我认为，我们医学界的每个人都需要目睹这孩子用意志驱策自己前进。

　　徐徐地、稳稳地，索菲娅迈出了一只脚，她母亲和我并肩站在门边望着她。她一边保持平衡，一边在那只脚上渐渐加力。她松开理疗师帮她稳住身子的手，动作从容不迫，好像在说："我能做到。"然后她加快一点速度，迈出了另一只脚。接着是第三步、第四步，她走起来了。她母亲不由自主地抓紧了我的胳膊。我们仿佛眼看着她的神经元在面前苏醒过来。然后，谁也没有想到，索菲娅径直走过我们身边，走进了过道。她一步步前进，使我们大家都活了过来。

02
拆 线

我从不自己拆线。太费工夫了。小孩子总是扭来扭去。拆线会弄疼他们。有时他们会喊出声，甚至哭出来。从来没有哪个孩子喜欢拆线。他们害怕拆线，就像害怕打针。"拆线疼吗"是孩子们在手术前最常问我的问题。所以我不自己拆线。我是一名脑外科医生，我有脑外科的工作要做。我会在术后两周复查的时候让门诊里的其他人来拆线。如果那时候我人在门诊或附近，我会把脑袋探进房间查看拆线情况——只要一切都安静下来，孩子停止了哭闹。

我在从业十几年的时候，收治了8岁患儿达莱拉，她有严重头痛，视力完全丧失，左脑还长了一只葡萄柚大小的肿瘤，占据了那一侧颅腔的几乎一半，把正常脑组织推向了另外半边。它作为脑瘤实在不小，也显然对周围的组织形成了巨大压力，她的急性眼盲就是由此引起的症状。她一送到，我就立即决定开展五小时的急诊手术，将肿瘤摘除。我们剃掉一块编着美丽辫子的乌黑秀发，好给她的头皮消毒，然后划了一道长长的 S 形切口，暴露出下面白亮的颅骨。接着我们用一只微型钻头在颅骨上打几个小孔，再将小孔一个个地切通，小心翼翼地在肿瘤上方打开一个方形窗口。硬脑膜已经因为内部压力向上鼓起，当我们用一把小剪子剪开它之后，肿瘤和它周围的脑组织一下挤到了开口外面，向着没有阻挡的地方膨出。我们迅速将肿瘤掏空，在它内部造出一个腔室，这样才能小心地在它的外沿切割，使之与周围的脑组织分离。攻坚时刻，要不偏不倚。在这当口，我心中总是会响起曾经的外科导师杰里·奥克斯的声音。在肿瘤和正常脑组织间造出解剖平面后，我们放入两毫米厚的小棉片，用来止住肿瘤中流出的缓慢而稳定的静脉渗液。这些棉片绝对是神外医生的福音，我们经常用它们隔出正常和异常的边界线。一次手术会用到许多棉片，因此要在颅骨的切口边缘留出长长的蓝色细线，这样我们才能看见它们，不会不小心落下一块在里面。手术快结束时，护士和手术技术员还会仔细清点它们，以防万一。我们可不希望把不想要的东西留在病人脑袋里。我们调来一台手术显微镜，一边用它观察，一边将肿瘤边缘与周围正常的脑组织切分开来。切分时，我看见了形成血栓的细小血管，中心似乎还有一只死掉的肿瘤，这说明这只肿瘤长得非常迅速，它自身的供血已经跟不上了——这是恶性的迹象，我不由得担心起来。

　　但是我们不能纠缠于这个问题。我们的刀锋离运动皮层才几毫米远。时间在我和住院医的手下流逝。随着肿瘤的更多部分被切除，出血开始变慢，肿瘤周围的脑组织也开始变松弛。当我们取出最后一部分肿瘤时，脑组织至少已经填充了空腔的一半。真高兴能把入侵者赶走，我心说。但我随即就想到，其实我们也是入侵者，只是我们自己退出去了，并且每退一步就仔细地修补一层——硬脑膜，颅骨，再是皮肤。

　　手术室里，当达莱拉从麻醉中醒来，洗手护士们小心地从她周围收走设备和工具，以便做好清洁，改天再用。麻醉渐渐消退，她眼皮抖动几下，张开了眼睛。她伸手遮在眼前，好挡住手术室里的亮光。是个好兆头！我们屏住呼吸。有人在她眼前伸出了两根指头。她把它们数了出来。但我心说，谁都会猜是二的。我于是举起一支钢笔。她说了"钢笔"。然后一个接着一个，我把各种东西举到她眼前，她依次报出了它们的名字："手机。大拇指。手表。"麻醉医师在我肩上拍了一下，然后过去给她注射转运至重症监护室（ICU）所需的适量镇静剂。"我看差不多啦，杰伊。"她微笑着说，"我们送她上楼吧，你说呢？"我点头同意。我们定心了。我定心了。莱拉的视力恢复了。

　　洗手护士清点完设备抬起了头，然后将托盘送出了手术室。

　　"哈利路亚。"

　　我到外面的等候室找到了她母亲莱斯莉。一出门她就看见了我，她离开一大群家人迎了上来，两只眼睛焦急地在我脸上寻找好消息的迹象。我对她说肿瘤取出来了，达莱拉已经清醒，神经系统毫无损伤，视力也恢复了。我举起我的钢笔、拇指和手表为证，告诉她达莱拉报出了这些东西的名字，麻醉医师也让我别太操心。莱斯莉伸手摸了摸钢笔。她对钢笔凝视片刻，一只手停在我们中间，然后抱住了我。过了几秒，她又转身去和家人拥抱。他们围成一圈，一起为这个好消息祷告，我和他们共处了一会儿，犹豫着是否要用我脑中的知识侵犯他们的神圣空间。我记得莱斯莉站在我对面，脑袋低垂，她的内心充满了对孩子的爱，这股平静的力量会支撑着她去迎接她们生活中的下一道难关。

可是当我们站在那儿祷告时，我在心中唯一能看见的是肿瘤中间那些形成血栓的微小血管，也就是肿瘤中心坏死的部分。我站在这一圈人中间，闭着眼睛，与她的家人拉着手。但我不是在为她的视力恢复而感恩，而是在祈求一个奇迹。这个奇迹就是我想错了，那个肿瘤是良性而不是恶性的。但是我知道自己没错。这是一个无法改变的事实：从手术室送到病理科的肿瘤冰冻切片显示，那是一只胶质母细胞瘤（GBM），分级是最高的4级，恶性程度极高，不可能彻底治愈。患这种肿瘤的儿童，平均预期寿命是一到两年，肿瘤一旦复发就会无情地生长。最终的病理学诊断要等几天才会回传，眼下我必须先为孩子从手术中醒来而高兴，之后再尽责任，告诉她父母最终的病理诊断结果。但那一刻就快要来了。

　　术后第二天，达莱拉就在床上坐了起来，和家人有说有笑。第三天时，她几乎每说一句话都把护士和我们的查房团队逗得哈哈大笑。她抱着一把尤克里里，威胁我们如果不听她吩咐她就乱弹琴，比如我们要把她的午餐改成冰淇淋，或是把她的漫画书拿来给她看。看到她经过这样一次大手术后仍有如此的韧性和饱满的精神，我们都在工作中备受鼓舞。

　　"你怎么样啊，杰伊大夫？"当我结束了漫长的一天，过去看她时，她总是这样和我打招呼，"你看起来很累哦，得多睡睡觉！"她这么一说，我就会假装在谈话中睡着。周围一片笑声。

　　出院前一天晚上，我走进病房，告诉莱斯莉病理检验的最终结果。我拖了把椅子在远离达莱拉的地方坐下，她正戴着耳机在听音乐。不知她坐在床上听音乐时能不能看见我们。我在椅子上欠身和她母亲谈话，脸上浮起忧虑的表情。她母亲把脸埋进双手中哭泣。我见附近水槽边上的纸巾盒空了，只好笨拙地递上一张厨房纸代替。我们一起安静地坐了一会儿，我站起了身。我伸出一只手搭在她肩上，又稍微说了几句，然后我走了。她们的世界从此变了。

　　达莱拉出院后，我们都怀念她的精气神。我知道她又来拆了一次线，因为我在门诊大厅里见到了莱斯莉。我特意等到护士为她拆完了线，才进去问她的尤克里里水平有没有进步。莱斯莉站在一旁笑着。我们闲聊了几句，我给了一些伤口护理方面的意见，大概和往常一样又说多了。我们定好了复诊的时间，但是在接下来的一年里，她的护理渐渐从我们这里转到了肿瘤科的门诊团队。

肿瘤不出所料地回来了，速度比料想中还快一些。这一次肿瘤长在了脑的表面，波及了硬脑膜（它通常对 GBM 免疫）甚至颅骨（几乎闻所未闻），攻势之凶猛远超预期。当我再次见到她们母女，那把尤克里里不见了。我们制订了再次切除肿瘤的计划。她们没有任何疑问，都相信我能把事情做好。在签下手术同意书后，她母亲和我不由拥抱在一起。我告诉她肿瘤复发使我多么难过。

那个星期晚些时候，我们摘除了复发的肿瘤，还将硬脑膜和受牵连的那部分颅骨也一并摘除了，我们用了一些网格和骨泥来填补那个 50 美分硬币大小的窟窿，好让她剃光的头皮看不出明显的缺损。这一次手术之后，达莱拉变安静了。一年来天天与脑瘤共存，加上一路的化疗和放疗，改变了她的性情。这一次，没有人站成一圈为她祈祷。只有妈妈，始终陪在她身边，始终坚强。

没出三周，她因为植入材料引发感染又回了医院。是的，是她的免疫系统不太好，造成她特别容易感染；但一名外科医生要是把并发症推给病人的身体状况，就完全是在欺骗自己。感染可能来自好几种源头，有些是外科医生可以控制的，比如术中污染，或者伤口关闭时不够尽心；另一些他就无法控制了，比如尿路或血液的感染。真实的原因往往不得而知。但大多数同行会觉得责任在自己。

但还有比感染糟得多的，就是她的肿瘤复发遍布全脑。从手术相邻区域，到另一侧颞叶多处褶皱中的缝隙，直到脑底部接触颅骨的部分，哪里都没有幸免。从磁共振成像（MRI）上看，白色的肿瘤仿佛一只畸形的手，手指攥着灰色的脑，每一天都在一点点挤掉孩子的生命。现在没有任何办法可以控制它的无情生长了。再多的手术、化疗甚至放疗都不会奏效。我们已经无法延长她有质量的生命。是时候重设优先目标了。对我们这些对付小儿脑瘤的人来说，这是再熟悉不过的情形。于是治疗让位于缓和。和她母亲的谈话主题，也从如何治愈她的疾病变成了如何控制她的疼痛、让她在剩下的日子里尽量少一点不适。

我们最后带她进了一次手术室，移除了那一小片网格和骨泥，然后轻轻冲洗了感染区域。感染比我想得要轻，我最初的印象如此严重，或许是因为我自责于可能增加了这孩子的负担，实际上她口服两周抗生素后，感染的迹象就全消失了。术后两周这个时间，孩子们通常会回门诊接受可怕的拆线，而她此时再次被肿瘤科收治，为的是控制肿瘤沿脊髓向下扩散造成的疼痛。我们那天见到了她，她的伤口愈合得很好。我的团队制订了当天拆线的计划，好让她不必再跑一次门诊。结束查房时，我心想这次会面之后，我怕是再也不会见到达莱拉或她母亲了。她很快会出发去迪士尼世界旅行，由心愿基金会（Make-A-Wish Foundation）资助，并且因为她的绝症做了加急批准。她静静地躺在床上，眼睛闭着，说话时面部几乎不动。我们聊了两句神奇女侠为什么不是迪士尼的人物（当时还不是），还有她准备去吃的公主早餐，精神好的话说不定还能玩一两个项目。

我当下决定亲自为她拆线。我甚至迫不及待地想让其他人退下。这是我的工作，没人可以插手。这是我同她道别的方式，这比大声说"再见"更亲近。

她很疲倦，因为注入了镇痛的吗啡而睡眼惺忪。我再进去时，她母亲帮她翻了个身背对着我，好让我处理伤口。我小心翼翼地剪断每根缝线，使出近 20 年的显微外科解数，让动作尽量温柔。用最小的力气拉扯几下之后，每根缝线都抽了出来。她没有扭动也没有哭。她母亲坐在一旁握着她的手。有几次，我专心拆线的时候，莱斯莉别过脸去，朝电视的方向无声啜泣，达莱拉还以为是电视里的节目让她母亲分了神。

完工后，我小心地收起剪刀、钳子和每一段拆下的缝线，用纱布裹着带出了房间。莱斯莉和我对望一眼，用口型对我说了声"谢谢"。我对她注视片刻，说了再见，并祝达莱拉在迪士尼世界玩得开心，然后走了出去。

离开病房后，我立刻走进了最近的一间空会议室。我关上房门，坐下身子，双手抱住了脑袋。我发现自己从未真正明白失去一个孩子的深切痛苦，并且每天夜里都乞求不要必须明白。但是作为外科医生，我曾与这种经历并肩而坐，也曾经牵起它的手，别过脸去，再三哭泣。

03
脑和牵动神经的一切

"说嘛，它其实是什么样的？像果冻吗？还是像甜瓜？还有颜色呢，它是什么颜色的？"

"像酸奶。"我说，"奶油色的香草味酸奶。"接着我露出微笑，再加上一句以制造效果："像是很浓的酸奶，勺子能竖在里面的那种。"

"呃呃呃……"孩子们说完大笑着跑开，大人们在一旁翻着白眼，大家顿时都对我的说法既反感又着迷：人脑竟像是很浓的香草味酸奶，竟然有人想在里面竖一把勺子。

一听说我的工作场所是人类的脑，人们就都想知道那是什么样的，是什么颜色又是什么质地。"不，我没有不戴手套碰过它。""真的吗？"这些问题，工作中遇到的孩子会问，我孩子的朋友会鼓起勇气来问，甚至中学家长社交晚会上的成年人也会问。似乎每个人都对这个话题感兴趣，只有我妻子除外。

"这有什么大不了的？"现在是一名内分泌科医生的我妻子梅利萨，当年作为医学生在杜克医院神经外科轮转时说过这么一句话。我那个月正在神经内科强制轮转，于是趁我不在，神经外科的教授和其他住院医师在梅利萨面前夸张地表现了一回。他们要她帮忙在颅骨上钻孔，以清除慢性硬膜下血肿（即脑中长期存在的血块，在老年人中最为常见，会造成意识错乱、痫样发作等症状），还让她刷手参加各种手术。同时他们又让她下午6点准时回家。这就像是通过她在直接对我实施精神操控。

"神经外科也没那么难嘛，宝贝。"我回家后，她对我说，"你们这些人只是故作神秘罢了。"

什么嘛！人脑本来就很神秘（气得跺脚）！且不说梅利萨这句调侃式的评语，它还有许多秘密是我们没有完全猜透的。这个主要由蛋白质和脂肪构成的器官，竟能让我们与周遭世界互动，还塑造了我们的身份。关于人脑和神经系统，我们都知道些什么？要回答这个问题，我们得先"把镜子拿来"——每次一说这句，我们就会把手术显微镜转到术野上方，好揭开隐藏在脑的表面之上和之下的秘密。接下来，我们就以神经外科医生的双眼来窥视人脑的秘密吧。

想象你站在手术台的一头，眼前就是病人暴露的脑。长长的蓝色无菌单覆盖了一切，只露出手术区域。呼吸机的咝咝声和心电监护仪有节奏的鸣响是背景中唯一的声音，此外，室内一片寂静。灯光已经调暗，好让显微镜就位。脑上方的颅骨已

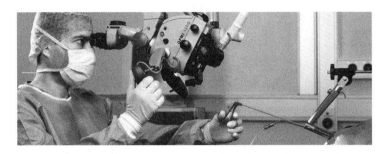

图1 手术显微镜

经小心地移除。盖在脑子上的那层皮革似的硬脑膜也已经剪开并向后翻起。手术团队已将手术显微镜的沉重底座安放到病人身旁。显微镜本身通过一系列杠杆悬在病人上方，就像是起重机转到了施工区域。它外面包了一层无菌单，处于完美的平衡状态，只要稍加拨动就能调整观察角度。它侧面的把手上装有摁钮，能用来调节其位置、亮度或放大缩小。这台显微镜是带你通向另一重现实的窗子。片刻之后，你的视野变窄，呼吸变慢，令你分心的东西退至远处，于是时间也仿佛拉长了。你注视前方的目镜，目光被拉向病人的脑表面，你眼前的这种景象没有多少人见识过，它起初会显得很陌生，月球的表面对于它的早期访客也不外乎如此。但是不同于月表只有一片贫瘠的灰色，人脑表面奔流着色彩和光泽，充满了维度和深度。你的眼睛要过一小会儿才能适应这突然的光亮。脑表面很平滑，的确是奶油色的，只隐约带了一点点黄。它在显微镜的反光下闪闪发亮，表面覆着细细的一层血管网，还有一层透明组织形成的薄纱，名叫"蛛网膜"，那样子会令你想起保鲜膜。有一些缝隙叫"脑沟"，脑沟之间有"脑回"，它们在脑表面的排列都有标准模式。在它们的内部和周围，你可以确定运动皮层的位置——这个区域控制着运动（提示：极为重要）——还能找到控制体感（提示同上）、视觉（提示同上）、语言（尤其同上）以及人脑所有功能的区域。

当一位神经外科医师必须在脑子的一部分寻找肿瘤、血管畸形等各种东西时，他会使用一把小巧的尖头钳子，名叫"双极［电刀／电凝镊］"，叫这个名字是因为它在激活时会有电流通过它的两个尖端，从而将脑表面的几毫米组织以及细小的血管凝结。接着再用一把尖头的显微剪，就能将这些细小的血管和表面脑组织剪下，经过剪出的口子，可以小心翼翼地伸进去神经剥离子，还有你另一只手上的那一小根金属吸引器头。剥离

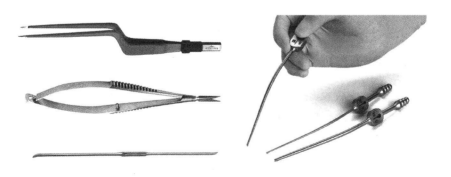

图2 左侧从上至下：双极、显微剪、剥离子；右侧：吸引器头（均非等比）

子有各种形状和大小，究竟使用哪种，可能取决于你是在哪里受的神经外科训练，也可能取决于其他任何因素。你另一只手手心永远不翻，握着吸引器，上面有一道很细的缝，你可以用大拇指盖住不同的长短，以调节吸力大小。这四样器械，即双极、吸引器、显微剪和剥离子，都是神经外科医生在对脑或脊髓动手术时最常用的工具。如果神经外科真有什么入门套装，能够一张皮子卷起来放进大衣内袋，这四样一定包含在其中。

　　穿过有点坚固的脑表面之后，就要渐渐向深处的病变进发了。我们会先小心地穿过周围的灰质，也就是大多数神经元胞体所在的地方，然后进入白质，这里有脑的千百万条卷须相互连接，它们就是"轴突"。我们在这里使用吸引器和剥离子的方式令我想起雕刻，我们用最精细的手法开辟通道，步步深入，最后谨慎地将肿瘤、AVM 或病变挖出。

　　在我看来，脑和神经系统具有双重性质。一重是解剖结构，我们神外医生就是围绕着它探索遨游，在手术室里，或者在应对棘手病例前的日日夜夜中所做的梦里；以及这种表面结构与脑内部神经结构的关联，即神经元和轴突之间如何"连线"，才定义了我们是谁、我们如何在世间活动。这两者的结合，就是我所认为的实际意义的脑。

　　另一重是比喻意义的脑——有人会给它贴上"心灵"的标签。这一重脑显得灵性而神秘，自从人类意识到它的存在，它就一直在启发人类。（这其中可能包括古埃及人也可能不包括，因为他们对这个话题莫衷一是。我们知道他们会在人死后通过鼻孔去除颅内的东西，也就是脑，他们认为这不是什么重要的结构，而别的器官都要仔细保存下葬。但埃德温·史密斯纸草书又详细记载了他们对重度脑损伤和脊髓损伤的理解，认为那是"无法治疗的疾病"。透过现代眼光来看,那真是一份惊人的文稿。*)

脑是灵魂的所在，是自我觉知的发源地。我们据此来确定自我和非我。因为它，我们才有了西斯廷天顶画、玛雅·安吉罗（Maya Angelou）的诗，或沉浸在芝加哥美术馆印象派展品中的美感体验。当然了，也因为它，我们有了希特勒的《我的奋斗》、1921 年塔尔萨种族屠杀以及巴丹死亡行军。†因为人脑中的复杂相互作用，我们学会了创造与摧毁、攻击或防御、爱与恨。在已知的万物中，它始终是最有力（也最神秘！）的一个结构。

大　脑

人脑有两大部分,或说两个半球,它们又可以分出不同的"脑

---

*　埃德温·史密斯纸草书是现存最早的古埃及外科文献，曾为美国古董商埃德温·史密斯（Edwin Smith）所拥有。——译注

†　塔尔萨种族屠杀（Tulsa Race Massacre）是美国俄克拉荷马州的塔尔萨发生的白人对黑人的寻衅和屠杀，当地政府在其中过分偏袒了白人，如只逮捕黑人和没收黑人的武器。
巴丹死亡行军（Bataan Death March）是 1942 年日本在菲律宾巴丹半岛对近 8 万名美、菲军人战俘实施的长距离徒步迁移、虐待及虐杀，致约 1.5 万人死亡。

叶"，负责我们的思想、语言、体感、动作、视觉、记忆以及一切使我们成为有感生物的活动。脑表面之下有几个关键的"核"，它们是微小的细胞团，能够协调动作、为身体传来的感觉充当中继站、维护"或战或逃"反应，以及脑内其他关键的"内务"功能——如呼吸、心跳、控制体温等。这些核都与数百万个神经元相连接，并由密集的血管树供应养料，这些血管对氧气的输送进而对脑细胞的生存有关键作用，这些细胞中的大多数就是所谓的神经元。

我记得几年前治疗过一位了不起的少女，名叫汉娜，有一天她感到左手微微有些颤抖。她起初选择了隐瞒，和所有人一样，她不想让朋友们看到自己手抖，或是让父母担忧。但后来她开始在夜间抖醒。没多久，就算用外套或线衫裹住，左手的颤抖也很明显了。汉娜的父母（她妈妈是一名健康指导和私人教练）很快发现女儿不对劲，开始调查原因。终于家庭医生要求汉娜去做一次 MRI，结果显示她右脑一侧的基底核（位于脑深部，负责协调动作）上有一只核桃大小的肿瘤。并且由于肿瘤挤压周围的所有组织，还形成了一大片囊肿。一下子，她在高中里的运动项目都停止了，即将到手的驾照没人提了，挑选大学的事也放到了一边。她的整个生活都按下了暂停，要先制订出相应的计划。

我和汉娜以及她父母见了面，一起讨论手术的风险。那只肿瘤长在脑的底部，紧挨着几条重要血管，那一大片囊肿还压迫了至关重要的基底核。经过一番激烈讨论，汉娜抬头望向我，说她信任我，她只想尽快回到学校。毕竟她的人生还长。然后她和父母拥抱，事情就定了下来。

我记得当时在显微镜里看到，那只肿瘤周围全是细小的血管，它们通向上面的正常脑组织，就像病变组织外面裹着一层珠帘。我们在手术显微镜下打开并移除了囊肿。接着我们开始将肿瘤与包围着它的血管分离。有几根微小的血管浅浅地伸入了肿瘤表面，一直绕到它另一侧才伸出，通向正常脑组织。我们放慢动作，小心翼翼地将这些血管从肿瘤上挖下，确保每一根都与肿瘤完全分离。其中有一根埋得稍深，在我们尝试分离时开始出血。它被肿瘤完全裹住了，要想摘除肿瘤，只能将它凝结并切断。我们于是这么做了。它是这些血管中最细的一根，其余每一根都完好无损。经验告诉我，她还有充足的血液可以供应周围的重要脑组织。摘除完成后，我再看不到残余的肿瘤组织，她的脑也变松弛了。在关闭硬脑膜并放好颅骨后，我出门去跟她父母谈话，心想今天真够顺利。但事情很快就会起变化。

我面带微笑走进了手术室外的咨询室，一边和她父母握手一边坐下。就在我要告诉他们手术顺利完成时，我收到了一条短信，说她没有如预期那样苏醒。具体地说，是她的一侧身子没有动静，完全没有。我从手机上抬起头，向他们告退，又重新进了手术室。只见汉娜没有如我想的那样，在术后睁开眼睛听从指令，而是左侧身子几乎不动——消失的不仅是她的颤抖，还有左臂的一切动作，她的左腿也变得比右边乏力了。紧急 MRI 显示她发作了一次微型中风，也就是在屏幕上的一个小小光点。这表明我们不得不凝结的那根血管，很可能恰好是向基底核供血的主要分支。我们不可能回去逆转手术中的操作了。我艰难地回到外面，向家属汇报最新情况。坐下来时，我的脸上已经没了笑容。汇报完毕，我告诉他们，只有时间能揭示她的损伤程度，以及最终能恢复到什么状态。我知道那会花上很长一段时间。

汉娜经过几个月才恢复了左侧的运动。不仅如此，她的认知水平也经过了一些时间才恢复如初。她的视野中留下了一处永久的盲区，因为手术破坏了附近的一束视神经，它负责的是将信号从眼球传至枕叶，再由枕叶解读视觉信号。但数年后的今天，她不仅恢复了健康，还越发出彩。手术残留了一些问题。她现在开一辆改装汽车去本地的大学里上课，还逼迫自己选修了最难的课程。她的颤抖没有复发，但左手始终有些乏力，这是为摘除肿瘤付出的高昂代价。别人问起此事时，她表现得相当淡然。"这就是我的人生。"她说，"我们来到世上，是为了活出最好的人生。"对她来说，每多一重阻挠，都只是又多了一个要翻越并甩在身后的东西。她是一位了不起的女青年。她母亲则觉得，帮助女儿康复是她做过的最好职业，也慷慨分享了汉娜的康复经验，好帮助后面的其他病人。

这些年来，我和他们一家建立了紧密的关系。在为她开刀后的一年左右，我自己也去切除了肌肉瘤，等我又回来上班后，复诊的第一批病人中就有汉娜。我自己在确诊之后，也仿照汉娜的做法为我的肿瘤取了名字。她的那一只叫"小恶魔"（Li'l Devil），我遵照这个冥界主题，将我的肿瘤命名为"瘟木鬼"（Wormwood），那是 C. S. 刘易斯在《魔鬼家书》（*The Screwtape Letters*, by C. S. Lewis）中创造的一个角色，它唯一的目的就是使人类堕落。我自豪地向汉娜展示了一只网球——正是我那肿瘤的大小——还在上面写了"瘟木鬼"这个名字，在重新学走路之前的三个月卧床生涯里，我常常盯着它看。她看了很喜欢。当然，她父母也仍在给我发健身操的视频。

小　脑

说到儿科人群的肿瘤和血管畸形，脑的后部，即所谓的"小脑"，是我们小儿神经外科医师很大一部分颅内手术所致力的地方。这里可能出现一些先天畸形，需要手术干预，此外，由于某种尚不明确的原因，小脑的肿瘤和血管畸形在儿童中也普遍得多。脑的这一叶位于头部后方，也可分为两个半球。小脑的主要功能同样是协调，它的作用与上面讨论的基底核直接相关。你要学习写字、挥高尔夫球杆、击打棒球或在餐叉上缠意大利面，小脑就是关键部位。在神经解剖学的早年阶段，它还是大脑不起眼的小弟，据说当时的神经科学家在研究人脑时都习惯性地无视它。而今天的研究认为，在协调全身各处的运动之外，小脑还构成了协调语言甚至思维的条件。就像大脑的"额叶"这部分在早期哺乳类到猿再到人类的演化中不断长大，小脑的"侧叶"也是如此，随着我们思考和交流的层次越来越高，小脑的职责也很可能在不断加重。

由于小脑的位置在头后方，肿瘤在这里生长数月或数周，就会阻塞脑脊液在脑部的正常流通，引起一种名为"脑积水"的症状：因为液体无法排出，导致脑压上升。脑积水是我们小儿神经外科医师最常治疗的情况。20世纪50年代中期发明了"脑室腹腔分流管"，这是一种管道装置，通过皮下的一根管道将阻塞的脑脊液导向腹部，每年能挽救数万名儿童及成人，使他们免于死亡。提到神经外科，就不能不说说这种分流管在两方面的贡献：一是挽救了儿童的生命，二是将小儿神经外科提升为与成人神经外科平起平坐的独立学科。我甚至可以想象，国内外的儿神外同行会何等地惊诧于我这么晚才写到脑积水。

不过，小脑病变的一般疗法并不是放置分流管，除非在肿瘤或血管病变切除后仍有脑积水留存。确定性治疗是尽可能切除，表现一般是病人头痛或呕吐加剧，持续几周甚至数月。然后是脑部成像、紧急电话、神经外科医师会诊，继而切除。

而在血管异常紧急破裂的情况，如 AVM 或海绵状血管畸形（CCM）中，脑积水不是逐渐，而是迅速发生的。迅速且紧急，不加治疗则会致命。

梅根是一名 8 岁女孩。一天早晨起来，她感到剧烈头痛，没出几分钟就坐起来呕吐，接着就倒在母亲怀中不省人事。家人仓皇地拨打了 911，之后一辆救护车将她紧急送入了我们儿童医院。她在途中开始抽搐，心率也变得不稳定。这一切开始后 90 分钟，梅根被推进我们急诊部的创伤区，那里已经集合了一大队人马等待她的到来。

她已经濒临死亡。快速 CT 扫描显示她的小脑里有一个大血块，造成了脑积水。我们怀疑原因是海绵状血管畸形（一种类似 AVM 的血管病变）破裂，但现在时间紧迫，来不及做磁共振等进一步成像了。我们的高年资神经外科住院医师当即就在创伤区给她的脑部装了一根引流管，用来引出液体、疏解已然推高的压力。刚放好管子几分钟，梅根就恢复了一些动静。但血块还是太大。我们迅速决定将她推入手术室，摆成俯卧姿势，剃掉她后脑勺的头发，接着我们切开她后脑的皮肤，移开那里的颅骨，取出了压迫她脑子的那个鲜西梅大小的血块。血块一取出来，她的生命体征立刻开始恢复正常。

手术后，梅根在 ICU 睁开眼睛，目光跟上了在病床边走动的她妈妈。但是每次她抬起两侧手臂仍有明显的震颤。在恢复到脱离呼吸机后，她还是不会说话。就好像她已无法协调起说话所需的力气了。她也无法坐起，身体会不受控制地晃动。我们确实救活了她，但这种状态，她和她母亲都很难面对，我们看了也觉得伤心。我们这算是哪门子救治？幸运的是，梅根和大多数孩子一样有着巨大的康复潜力。同样幸运的是，梅根还有她的母亲，母亲始终不离她左右，用坚强的意志帮助她一步步康复。这位母亲至今还一直在为各年龄段的孩子争取，好让他们在遭遇脑损伤后有充分的资源，能住进康复中心。

我最近一次见到梅根是在当地举办的一场铁人三项赛上。*她是标志性的1号选手，我眼看她戴着1号号码布冲向泳池。我很快意识到，梅根的参赛不只是充当标志。她是冲着赢来的。当她闯过终点线时，我和她母亲一起为她欢呼，而当梅根用她自己的话向我的孩子诉说她的磨难，我更是惊叹不已！她还说到了我的贡献。我女儿菲儿一会儿看看我，一会儿看看梅根这个与她同龄的女孩，她时常在晚餐桌边听到爸爸为什么要突然离开的故事，这回第一次看到了这些故事背后的真人。梅根母女和我保持了密切的联系，她们不断将她人生中的里程碑拍成照片寄给我，使我能见证她成长为她本就该成为的那个女青年。

脑　干

脑干是位于大脑下方、小脑前方的那部分脑组织，像是蘑菇伞盖下的蘑菇柄。它从上到下分为中脑、脑桥和延髓三部分，在为进出脊髓的各条运动和感觉神经束充当高速路之余，它自

---

* 铁人三项的顺序是游泳、骑自行车、跑步，有多种距离惯例。

己也有几个关键的核。这些核负责我们认为的脸、头和颈部的大部分功能，并分组为 12 对脑神经，编号由 I 到 XII。

　　这里有必要提到小儿肿瘤中最致命的一种，DIPG，全称是"弥漫性内生型桥脑胶质瘤"，生长位置就在这个紧凑的区域。患儿有眼睛和面部的运动障碍，通常是因为通向脊髓的运动神经束有了问题。因这些症状而做的成像常常会显示病人已被 DIPG 判了死刑。手术是不可能的：肿瘤与脑桥中密集而关键的结构密切缠绕，难解难分。放疗和化疗加在一起，也最多使患者的生命延长一年出头。我做住院医时，有一个人在我的记忆中留下了深深的烙印，那是一个 12 岁女孩的母亲，她即将得知自己的女儿被诊断出了 DIPG。在门诊接待她们的是指导我的一位小儿神经外科主治医师，赫布·富克斯（Herb Fuchs）。如今的赫布和当年没有多少变化，还是那样高高瘦瘦，仍喜欢一遍遍说相同的故事，也依然很受病人喜爱。当年给那女孩做完检查，他微微示意我将她领到外面去和护士同坐。我照办时，发现女孩的脚步有些跟跄。我还记得回头望向正在合上的门内，看到赫布一直盯着地面。我现在明白，他是在为接下来的事情鼓起勇气。几分钟后，我回到诊室，见女孩的母亲正抓着他的大褂领摇晃，她哭诉着女儿长大后想到最高法院当大法官，他现在怎么能告诉自己这个噩耗。我记得他伸手轻轻地抱住了她，直到她的身体不再起伏。片刻之后，那女子退后一步，擦干眼泪，定了定神，然后径直走入了这场新鲜的噩梦。

如今每次见到即将退休的赫布，听他问我更好的那位韦伦斯大夫（指我妻子）最近如何时，我总会回想起当年的那一刻。我会回想起那位母亲的痛苦、赫布的风度，以及我见证的短暂后续。直到今天，我仍希望自己能以他为榜样，在时常不得不给病人施加他们不堪承受的强烈痛苦时，仍能表现出同情甚至关爱。

脑膜和颅骨

包裹并保护着脑子的，是"硬脑膜"（拉丁名 dura mater，意为"强硬的母亲"），就是覆盖于脑表面的那层皮革样物质。必须把它用锋利的刀剪剖开并向后翻起，才能露出颅内组织。几种主要的外伤性脑出血，其命名都是根据它们与硬脑膜的关系。"硬脑膜外血肿"自然发生在硬脑膜外，在颅骨下方，起因往往是硬脑膜外侧的一根动脉撕裂。此外，出血也可能发生在硬脑膜下方，即"硬脑膜下血肿"，原因往往是脑内伸出的一根静脉撕裂出血——大多数时候，这种出血对周围脑组织的伤害要严重得多，患者的康复之路也漫长得多。

贴着硬脑膜的下方，是"蛛网膜"。这是覆盖脑子的一层保鲜膜样的薄膜，上文提过。它内部包裹着从脑中分泌出来的脑脊液。蛛网膜上有细小的分隔，会形成一个个的"脑池"，即一小包一小包的脑脊液，它们的分布是有规律的，都开在能通向人脑各个区域的地方。最后一层覆盖脑子的膜是"软脑膜"。脑表面有光泽，就是因为它。它布满脑的每一道沟裂，与脑表面紧紧贴合。软脑膜的作用我们了解得不多，但在本书开头给连体婴轻轻凝结的那些血管，就在它上面。这层结构就在大脑皮层的外表面上方，如果有脑瘤，也会在它下面。到这里，解剖课还没完哦，请继续保持淡定。

上面的一切都受到颅骨的保护。颅骨的奇妙之处在于，它是由多块骨板构成的，可以让儿童的脑有空间成长。当生长变慢时，这些骨板会像地质板块那样聚拢，闭合起来形成颅骨。4岁以下的儿童颅骨较薄、只有一层、能够略微弯曲而不易折断。4岁之后，颅骨开始变厚，并形成三层：上下表面密度较高（密质骨），中间是"骨小梁"，颅骨内的血液就在骨小梁里循环。要暴露脑子，我们必须在颅骨上钻孔，然后用一种可以描述为"手持式带锯"的工具，按照1-2-3-4的简单顺序，将孔洞连成矩形。在大多数脑手术结尾，我们还必须将颅骨复位，这时我们用剪下的指甲那么大的小金属片或塑料片，将骨质"翻盖儿"重新固定到颅骨上。久而久之，颅骨会自己"缝合"，强度比不上从前，但也足够坚固。

脊　髓

越接近颅骨底部，脑干就变得越细，仿佛一座倒放的金字塔，并通过颅底那个名为"枕骨大孔"的窟窿离开颅骨，成为脊髓。这段"髓"仍是中枢神经系统的一部分，它包含一百多万个神经元胞体和轴突，它们往返于头部以下的各个身体部位。

脊髓和脑一样，也盖着一层硬膜。在任一高度查看脊髓的截面，都会显示有轴突通向支配身体肌肉并引起运动的神经，还有感觉神经纤维将疼痛、温度或位置感传回脑部。当某位患者因事故导致"四肢瘫"，就是说他的双臂、双腿甚至躯干变得乏力或麻痹，感觉变得有限直至消失，严重程度取决于伤情；这时，受伤的部位就是颈椎。而有些病人双臂功能正常，但双腿或骨盆的功能已经消失或仅略有保留，他们的病变部位更可能是胸椎或腰椎，这样的病人我们称为"截瘫"。这两类病人，在生活质量和长期辅助的需求方面有极大差异。

保护脊髓的是椎骨，它们由韧带和肌肉连成一串，就是"脊柱"。随着时间的推移，椎骨关节会因骨关节炎而磨损，椎体之间的软组织盘也可能突出乃至脱出。创伤或缺钙造成的骨关节炎会导致脊椎骨折，这些都可能引起臂痛、腿痛或脊髓受压的症状。某人因受伤导致四肢瘫或者截瘫，脊柱却没有严重损伤，这种情况是很少见的。在消除压迫性病变如脱出的椎间盘，或切掉危害脊髓、脊柱的肿瘤之外，在脊椎上开刀的外科医生，无论患者是小儿还是成人，一项关键工作都是弄清如何有效地将脊柱重新拼起，从而促进脊髓从可能存在的伤势中恢复，并保证骨质脊柱的稳定。

　　眼下，对于脊髓损伤，还没有治愈的方法。虽然立即治疗和积极康复很重要，但最初伤势的严重程度仍是康复的最可靠指标。有时我们不得不告诉家长，他们的孩子因为擒抱橄榄球时出了岔子，坐雪橇时撞到了树上，或是在秋千上临时起意头朝下扎进了一汪浑浊的浅坑，于是受了高位颈椎伤，将终身在轮椅上度过，或者更糟糕，从此只能靠呼吸机维生。我和我的每一个同行都希望小儿神经外科中的这个部分能永远消失，任何问题都能解决，任何疾病都能治愈。不过有的时候，在涉及脊椎的急诊中，你仍有机会及早介入，造福病人。

　　像脑一样，脊髓的内部和周围也会长出肿瘤和 AVM。如果你有机会帮别人再次行走，那是什么感觉？如果你不做点什么，那人就会永远失去行走能力，又会怎样？我说的情况是：手机上响起代表着紧急的特殊提示音，你低头看见屏幕上滚过的图片，就立刻从晚餐上告辞，在驱车赶去医院的途中再回拨电话。

　　如上的一幕是真实发生了的，就在不久前，当我造访一位朋友家，一年中第一次与他共进晚餐之时。

　　"晚上好，韦伦斯大夫。"当我驱车驶上大街，汽车扬声器里响起一个女声，她是在神经外科接受第四年培训的住院医师，今晚和我一起听班。我和她已经共事了一段时间，发现她很少失手。到今天我还是很喜欢和她一同听班。

　　"我们有一个 3 岁女孩,过去两天里双腿持续变弱。"她说道，"我正在她病房外面，刚给她做了检查。她几乎无法按我的意思挪动双腿，一承重就哭个不停。父母都很担心。"

她继续道："磁共振显示胸椎一至五节有一大块硬膜外血肿。脊髓可见受压，但我从片子上看不出明显的血肿原因。"

血液淤积在了覆盖脊髓的硬膜和椎管的骨质内壁之间，硬膜下方的脊髓显著缩进。从刚刚完成的紧急磁共振片上可以看出，脊髓肿胀并缺乏血流。这对应了病人的双腿麻痹。一个3岁的孩子很少会没来由地出现这种情况。我在心中默记了一笔：或许是肿瘤或血管异常，待会手术时要留意找找。

"你觉得我们该怎么办？"我回应道。我还有两分钟开到医院停车场，已经做好了全情投入今晚工作的准备，一边还盘算着这台手术要做多久，会不会影响我第二天的手术表现。

"我觉得应该给脊髓减压。"她笃定地回答。

"什么时候动手？"我问她，心中早有了答案。

"今晚。"她答得很干脆。

"答对了。"我说。

她接着说："这可能是一例罕见的脊髓AVM，但我们没时间做血管造影了。我们越快解除压迫，她恢复行走的机会就越高。"

"同意。无论病因是什么，是肿瘤、AVM还是自发性血块，都得取出来。"我答道，"跟手术室说，我已经开到了。"

"已经通知他们了。"她说，我注意到她的呼吸有些急促，"我听得出你在开车，所以边打电话边走楼梯，跟手术室团队确认了我们马上要动手术。他们已经在准备了。麻醉师也知道了，正去孩子那边。家长会在等候室里等你。"

我说过，她很少失手。

我很快和孩子的父母说上了话，就站在手术室门口。截至此时，他们的孩子还是今晚唯一的一台急诊手术，所以一切进行得都很迅速，这对她极为有利，她有很大的机会能再次行走。

眼下我必须让他们知道手术是多么要紧。像我们每个人惯常所做的一样，这对家长开始向我倾诉：他们两天前就告诉第一个医生孩子不对劲了，但因为当时孩子还没有明显的双腿乏力情况，医生把他们打发回了家。后来他们又在另一家医院的急诊部说了同样的话……就像我以前遇到的类似情形，当家属努力说出每一个细节，希望万一有所帮助时，我都不得不礼貌地打断他们：

"孩子爸妈，我很想听你们说完，真的，但我必须进去了。"

他们不再说话，只默默地看着我。我必须让他们明白我不是一个彻头彻尾的混蛋，而是我唯有马上开始工作，他们的女儿才有机会再次行走。

幼儿的非急性神经衰退有时很难发现，除非症状变得明显。我见过有的孩子眼睛几乎全盲时才来就诊，事后回想，他们起初是坐得离电视机越来越近，等到妈妈来查看时，他们的脸距离电视屏幕已经只有一寸了。婴儿的手臂乏力也是这样，最初不过是需要另一条胳膊帮忙拿起瓶子和积木。腿部运动尤其如此，在乏力的初期很难发现。谁没见过一个哭闹的幼儿拒绝在腿上使劲，发着脾气一屁股坐到地上？而一旦明白了事情的严重性，大多数父母都会仓皇地认为是自己的疏忽。也有人对自己的儿科或初级保健医师发火，指责他们"没看出来"。我的做法向来是安抚这种情绪。没有人想让最坏的事情发生。如果时时要假设头疼代表脑瘤，生活就太难了。相信我，我自己也曾将头痛、呕吐、无精打采的女儿从学校医务室接走，直接带她去做磁共振扫描，相信那一定是脑瘤，结果却不是。

"抱歉两位。"我盯着那位眼眶湿润的父亲，告诉他们，"现在没时间细说。如果我们想让她的腿还能走路，就请签掉知情同意书，让我马上进去手术。我们一定全力以赴。我保证。"

他们签了同意书，我留下他们站在手术室的门口默默目送，直到我们转过一个弯进了手术室。

在手术室里，我们在几节胸椎的椎板正下方发现了一只卡得很紧的血块，正造成明显的压迫。将骨头移下后，硬膜将血块从下方的脊髓上顶起，努力回到它正常的解剖学位置。我们看到有两条大动脉从血块的上方和下方通过。我们叫它们"管子"，比方说："喂，看着那两根管子……下手小心点。"我们将它们凝结后切断，然后将血块整个切下，送去做病理检查。我没有看见明显的肿瘤，对一个3岁儿童来说，那才是压迫脊椎、造成无法行走的最常见原因。

"好，这是好事。"我小声说道。

半夜2点左右，我走出手术室和家属简短交谈了几句，并向他们保证："病理结果要再过两天出来，这段时间我们会全力监护。"这句话有点像是神外医生的口头禅，每次像这样的急诊手术之后总要说上一回，尤其在凌晨时分。

我回家睡觉，到凌晨 5 点，住院医师的信息吵醒了我，说孩子的脚趾动了。文字边上还加了一个握拳的表情符号。我也回复了一个，然后翻身又睡了几分钟。

当我赶在当天的第一台择期手术之前来到她的床边时，她已经从床上抬起了双腿。她的父母都哭了。护士也哭了。那位住院医师和我也掉了几滴眼泪，她的职业生涯才刚刚开始，而我已经执业 20 年，还没算上培训。我们俩都因昨晚的劳碌感到疲惫，但也都深受感动。看着小小的脚趾扭动着、小胖腿把被子踢到床下，再想到几小时前，它们还没有一点动静，我感到的只有喜悦。

周围神经系统

在颈椎处，有几个神经根从脊髓剥离，从脊椎骨之间的神经孔（椎间孔）中侧向伸出，然后组合成"臂 [神经] 丛"。在接下去的几厘米内，这些神经丛竟然以可预测的方式交织，形成五条大神经，支配手臂的主要肌肉。这五条大神经对手臂的动作相当关键，不亚于中枢神经系统链条上的其他部分。类似的神经分布还出现在下段脊椎。进出腿部和骨盆的神经组成了

"腰骶丛"，它们对运动、大小便控制以及性功能都很关键。一旦臂丛、腰骶丛或与它们相关的神经受到重伤，整个沟通链条就会切断，这一点和别处完全一样。不过我们后面会看到，周围神经系统的康复潜力还是比脊髓强大得多。

* * *

回到本章开头那台想象中的手术。你在脑表面摆好了架势。硬脑膜已经打开，显微镜也已就位，你朝下面的脑子瞥了一眼，它的表面沟回起伏，搏动的红色动脉和简洁的蓝色静脉大多成对出现，有进有出，或上或下。划开脑膜，清澈的脑脊液就会溅上你的器械。真是奇妙，人脑之美依然使你敬畏。

但是离中线不远处，你却看到有一片脑组织略略隆起，那里的脑回也微微扩张，血管的间距稍有点大。你小心地切开表面，又用一只无菌超声探头确认情况。就是这里！屏幕上现出一只毛拉拉的白色球体——是肿瘤，就在表面下方几厘米处。看到它，你想起自己的目的不是沉醉于脑的美丽，而是要行动，要将这个入侵者切除，并在撤退时对手术巾下的这个人尽可能少地造成影响。

"双极放左手，吸头放右手。"每次临渊而立，你都会这样默默自语。从下一步起，你就没了退路。

手术技术员径直将两件工具送到你摊开的手上，使你不必从目标上移开目光。你轻柔地操作吸引器，从脑表面的灰质当中开出一条道路，到达更深的白质。一分钟后，你仍未看见预料中的肿瘤。"这东西到底埋得多深？"你疑惑道。你的心跳开始微微加速，额头上渗出细细的汗珠，你的自主神经系统激活了。"我肯定，我们离运动皮层很远，对吧？我扫了三次磁共振。"你又谨慎地深入了5毫米。

蓦地，随着镊尖轻轻一划，闪亮的乳白色脑中出现了肿瘤的深色边缘，就在你器械尖端的下方。显微镜下，你看到了明与暗的鲜明对比。

你只停留了一次呼吸的长度，在这片刻之间，你意识到了自己所处的情境和将行之事的巨大分量。然后，一如既往地，你动手了。

04
离你车程 90 分钟

我第一年执业的时候，在一个风雨大作的周六，我在查房之后回到办公室，把脚跷到桌上，抿一口温暾的咖啡，靠上椅背，想在一个忙碌的早晨之后放松一下。但是不出几秒，夹在腰带上的传呼机就振了起来。我将马克杯放到桌上，照上面的号码打了回去。对方很快接起电话，表明了身份：是另一家医院的一名急诊室医生。

"大夫。"一个口齿清晰的声音说道，"我们这里有一名 9 岁女童，大约两小时前两车相撞，她坐后排。人刚送到。扫描显示她右脑有一块 3 厘米的硬膜下血肿。我们是一家小医院。你能收治她吗？"

"可以。"我立刻答道，"检查结果怎么样？"

"右侧瞳孔扩张，左侧姿势异常。"

瞳孔扩张一般发生在脑压上升的一侧，在这个病例中是右侧，那里的脑组织被血块向下压迫。这导致负责瞳孔功能的神经基本失控，开始使瞳孔放大。"姿势异常"（posturing）这个词描述的是处理运动的脑组织损坏所引起的一种运动模式。这两样都是脑压升高的外部指征。直白地说，就是这女孩病了，病情正快速加重，并且挽救她的时间窗口正在闭合。

"你们怎么还没送她升空？"我有点生气地问道。我的医院位于阿拉巴马州的伯明翰，他们的医院在奥本市，相距 100 英里*。用医用直升机，30 分钟出头就能将她送来这里，完全赶得上救治。

"奥本和伯明翰之间天气太差，无法飞行。她离你车程 90 分钟，只多不少。"他嘴上这么说，心里也很清楚这意味着什么——救护车要开一个半小时，再加上事故后的两个小时，这么漫长的颅内高压后还想生存，机会渺茫。

"你说该怎么办？"他问我。

即使在今天，当我遇到看似无解的处境时，我仍会想起我父亲，想起我小时候在他身边飞行时的那份平静。他曾在空中国民警卫队（ANG）服役 40 多年，开过各类飞机，经历过各类状况和天气。我很小的时候，他就教我在每次起飞和降落之前核对飞行检查单。升空之后，我们还会演习空中紧急情况的处置。当我们爬升时，我会专心确保机翼没有倾斜或是解读导

---

* 1 英里 ≈1.6 千米，后文的"英尺"，1 英尺 ≈0.3 米。

航系统，他则会静静地把螺旋桨叶往最小阻力的方向调一点点，或者稍稍配平襟翼。接着，当我们微微失去空速，高度表在他的注视下开始下降时，他就会叫我"解决问题"，直到我想出对策。对他来说，驾驶飞机和解决问题密不可分，两者就像呼吸一样是他的一部分。

随着短暂回忆的消退，我发现自己正凝视着办公桌上父亲的那张老照片。照中的他站在一架 F-4 鬼怪式战斗机旁，头盔夹在腋下，身穿草绿色的国民警卫队飞行制服，灿烂地笑着。

"那些黑鹰直升机还停在你们附近的基地里吗？"我问那个急诊室医生。

"还在，可是……"他的声音先是轻了下去，紧接着就又抬起了嗓门："对啊！他们在任何天气都能起飞。"

"你去搞定黑鹰。我来通知我们手术室。"

我的办公室窗外就是医院前面的街道。半小时后，我低头看见马克杯里的咖啡表面激起了涟漪，就像《侏罗纪公园》里的霸王龙在接近时，脚步会震动水坑。接着不到几秒钟，周围就传来有规律的搏动，继而是气流拍打玻璃窗的强烈砰砰声。外面大雨滂沱，几只垃圾桶刮倒在街上，几辆皮卡也被压得低低的。我抬头瞥见一架军用黑鹰直升机，这架相对于标准医用直升机的庞然大物，正稳稳地悬停在儿童医院的直升机停机坪上方，将雨水和雾气搅得四下翻腾。办公室里的一切都在轰轰作响，我的心脏在胸腔内重重地跳动。

女孩送到之后，事情进展迅速。在小儿创伤区，两名冒着风雨将她送来的士兵正和我们的护士一同忙碌，身上还穿着湿漉漉的飞行服。当我来到病床边，一个护士叫了我的名字，结果较年轻的那名士兵不知出于什么原因，立刻对我立正敬礼。

我脑海中闪过了我父亲身穿一身飞行服的样子。

"稍息，士兵。"我说，"应该我对你敬礼才是。"

我们把孩子放上推车，走向电梯准备上楼去手术室，这时，我又扭头回望了一眼。他们仍站在那里，周围遗留着创伤室的一片乱象，撕开的包装纸和用过的蓝色手术衣丢了一地。他们望着我们的推车进入电梯，我和离我较近的那名士兵对上了视线。就在电梯关门之前，他冲我轻轻地点了几下头。然后，他和创伤区的混乱就被关在了外面。

手术团队已经为女孩做好准备，无菌器械都已摆上后台，我们迅速为她剪掉头发，并用配制的消毒液闪电般地清洗了头部。在这样的救命手术中间，只要时钟一动，神经外科平日里的精确就要让位于速度。要不计代价地追求速度。"给我刀。不，该死，晚点儿再给皮肤止血。牵开器。上电钻。"硬脑膜因为下方的淤血绷得又紧又胀，我们剪开它，这时，血块中的液体从剪刀周围喷射了出来。脑部一旦暴露，就会替我们动手，短短几秒之内，它就自动排出了大部分固体血凝块。我们清理掉切口边缘残存的血块后，我看见了受伤的那根静脉，它在车祸中从脑子上剥离了。我们将它凝结，然后开始撤退，一步一步，将我们刚才进去时不得已拆开的东西再一样样轻柔地修复。

手术后，她的情况马上稳定了，她醒了过来，甚至颤抖着睁开了眼睛，但是她的康复还需要时间，而且康复之路并非没有代价。她的左侧身体明显乏力，口齿也有些不清，但她到底活了下来。每次来复诊时，她都克服了又一道障碍。在术后的岁月里，我不时收到她家人发来的情况汇报：她参加了当地的选美和才艺比赛，取得了优胜；她经票选获得了"校园精神奖"；她和朋友们一起打扮成学校吉祥物为校队加油；在五月一个值得纪念的日子，她从高中毕业了。四年后她还将读完大学本科，并进入研究生院，为"社会工作"这个职业目标而学习。起初，她的变化记录在一次次复诊里，后来她不再有和我见面的医学理由，她的进步转而记录在了节日贺卡和偶尔寄来的信里。

在她受伤十年半之后，我收到了这样一封信。这次不再是童年时的手绘卡片或者她自豪的父母做的剪报。这次是写在典雅信纸上的一张手写请柬，邀我去参加她的婚礼。她都要结婚了！我仍能回忆起她手术后躺在儿科 ICU 里的样子：一个 9 岁的孩子，半边脸都在车祸中擦伤，一只洁白的头套裹着脑袋；护士们有条不紊地为她连接监护仪，电线叠着电线，管子挨着管子；我催促她捏我的手，给我一点儿好转的迹象，什么迹象都行。而在多年后的今天，我读着这张请柬，上面满是对获得那次机会的感激之情。她感激直升机中的两位军人，感激两家医院的团队，也感激我。在这个即将开启新婚生活，未来有望自己生儿育女的时刻，她保证，会永远把我们记在心里。

　　读到这封信时，我正坐在另一座城市的另一间办公室里回首往事。我意识到自己也为她这些年来的不断发展深深感激——那一张张卡片、一道道突破的障碍、一座座里程碑——还有那段经历教会我的事。多年来，有许多危重症儿童从我的这段早期经历中获益，因为从中我学会了应该多么努力、何时停手、对他人又该抱有多大的期待。

　　我父亲的空中教学，那位勤勉的急诊室医生，那两名浑身湿透站在那里目送我们推走病人的勇敢士兵——这么多人和事汇合到一起，都为了让这个孩子长大成人，找到幸福，找到爱。我们都需要一个活生生、会呼吸的人来提醒自己继续奋力前进。前方或许就有一段美丽而充实的人生，有个人正在等着别的什么人去帮她解决问题、做出艰难的抉择，并在暴风雨中为她升空。

05

那个我们有规程

我在神经外科做住院医时有几次特别的经历，它们先是从根本上动摇了我对自己的看法，后来随着时间的推移，又从根本上改变了我这个人本身。在那些早已模糊成一片的培训岁月结束之后，我们的人都变得坚硬，出于职业的必需，那种与病人乃至与同事交心的能力，几乎从我们身上清洗干净，这是一种自我保护的手段。这一路上当然有许多成功挽救病人的例子；如果一个人从没救活过病人，我很怀疑他能撑满六七年的神外住培。不过培训中令我印象最深的不是那些成功的经历，像是我们在一天之内连续给四个脑瘤病人开刀，每一个醒来后都有了好转；或是一名 60 岁的退伍军人对我们感激不尽，因为在一次脊椎手术之后，他持续五年的背痛第一次消失了；又或是我切除了第一只动脉瘤，通过了神外住院医的成人礼。我印象最深的，是我第一次体会到责任之重的时候，那份沉重足以压碎我练出的所有保护壳。开始住培后不久，我就意识到我作为还是不作为，甚至只是短暂犹豫，都可能是挽救生命还是断送生命的差别。就这么简单。

我还记得自己那天是怎么把那名女子的病床拖出 ICU 的。当时她的瞳孔已经固定且扩散，脑干的功能也只剩下了一点。而就在 30 分钟之前，她还在病房里说着话，一边因为前几天里时有时无的隐隐眩晕接受检查。短短几秒的工夫，检查就变成了一场噩梦。他们给她做了扫描，然后送进内科 ICU，因为一般收治急性中风病人的神经科 ICU 恰好没有床位。作为值班的神经外科住院医，我接下了会诊任务，跑上楼去看她，那时她才做完头部 CT。一番迅速检查之后，我打电话给我的主治医师报告她的情况。重点是：小脑中风，主动膨出，濒临死亡。她唯一的生机是手术移除上方颅骨，以此减压。平日里起保护作用的头颅，现在反而限死了她膨胀的脑子，越箍越紧。这种颅内压，她撑不了多久。

"马上送她进手术室。"主治医师不动声色地说，"你亲自送。"

我跑回她病房，向她周围的救治团队转述了我听到的命令。

"呃，我们得先把呼吸治疗做完。"其中一人说道。

"病人都还没被 ICU 收进呢。"另一个说。

"我得立刻带她走。"我说着就开始拖病床，也推上了她的输液架，"哪位为她准备一下运送。"

"马上住手！你以为你是谁啊！"其中一个喊道。

"再不送她就死了！"我喊了回去。

"少夸大其词，我们有规程的。"

我一直尽力将她拖走。呼吸治疗师正忙，不能过来帮我。一名护士不让我带走她。护士长也插了进来，威胁要打电话给我的主治医师。我求她快打。

这场拉锯战来来回回持续了20分钟。我将病床向外拖了一尺，护士嚷嚷着要我住手。我也大喊着要呼吸治疗师快来帮忙。

这时我的主治医师出现在了门口。他走过来为病人做了检查。她的脑干反射消失了。她已经进展到了脑死亡。

主治看着我，两眼冒火：

"我叫你送她进手术室的！"

"我尽力了，先生。"我低头望着地板。

"现在她死了。"他说，"她死前唯一的机会就是你。"

说完这句，他环顾病房，望向每一个呆立不动的人。他直勾勾盯着每个人的眼睛，一个接一个。然后，他只停留了片刻，就走了出去，和来时一样迅速。很快，大家也都排着队默默走了出去。

病人的一侧小脑突发中风并膨出——这是说她的脑子在颅底极度肿胀，以至于从颅底挤了出来。这股压力如果持续太久，往往会造成脑死亡。我们本可以用不到两小时做一台手术，从备皮到缝合，移除她的部分颅骨和中风的脑组织，那样是能把她救活的。

这个病人的死是很多年前的事了。接下来的住院培训，我不记得和那间病房的任何人有过过从。应该说，在接下来的三年里，我在尽一切努力避免这种情况。我不知道他们当中是否有人会回想此事。我是想了好多回。有的神经外科医生会说，这个病人本来就生机渺茫，她的检查结果太坏，手术已然罔效。但用手术不会有效来为她的死开脱，在我看来是一种廉价的借口，就算加上之后 20 年的经验，我依然这么认为。或者说，正是因为之后 20 年的经验，我才会这么认为。要是我自己的家人有 15% 的生存机会，我会为他争取吗？要是 10% 呢？或者 5%？5% 可就是 1/20，我就取得过这样的胜率，小儿神经外科的许多同行也都取得过。我也曾见过那样的孩子和小年轻活了下来，他们恢复得过上了有目标的生活，恢复得能够去爱人和被爱。

我的主治医师知道，把我作为责备的对象，将尖刻的批评指向我，就等于在间接地批评在场的每一个人，而他们也明白这个用意。这样，下次这间 ICU 里再有病人需要紧急送往手术室，就算这里的病人很少发作神经外科疾病，也不会再有人犹豫。我是过了一些时候，自己也培训过住院医师之后，才对那一天有了一些理解。现在我已经完全明白了。这件事对我的影响？它在我觉得系统运行得不够及时的一些时候，都推了我一把。比如我曾经从一个急病患儿身上扯掉监护仪器，亲自把他带出急诊室，不顾托词、流程和繁文缛节，送他进了手术室，好让我们修复他故障的脑室腹腔分流管。我对这种做法并不怎么自豪，但这是必须做的。我为一个住院医师辩护过，他像我一样，要将一名中风的中年女子强行送入血管造影室接受诊治。她第二天就安然出院了。这件事我倒的确很自豪。

但是一涉及那名死去的女子和那段经历，我就会回想起那个没能解决问题的时刻。这段经历的结果已经无法改变，我只能在脑袋里一遍遍地重播它。我记得自己站在大堂，眼看着家属一个个地进去道别。每走过一个人，都会和我照面，他们有的看了我一眼，有的没有。我相信他们肯定知道是我辜负了她，虽然他们来这里并不是为了责备谁。我忘不了她年幼的女儿进去看到母亲时的号哭声，母女从此再不能相见。我至今还能听见那哭声，体会那感觉：那一刻，世上的一切都从我的胸膛穿过，我只想立地消失，永不回来。

一小时后，我和那位主治医师一起刷手上台。躺在手术台上的是一名 35 岁的患者，右侧颞叶有一处可观的 AVM。显微镜下，我们的四只手一同进退，小心翼翼地将缠结的血管从周围正常的脑组织上分开。接着闪过一股鲜红的血液——一根供血血管撕裂了。鲜血在术野内涌出。脑子开始肿胀。我们将吸引器放入凹陷处试探，几秒后找到了出血点。我用一只夹子夹住了它，血止住了。

"做得好。"主治医师说道。

头部枪伤

执业第 15 年的那年春天，我俯视着眼前的一个 3 岁孩子，他的镇静剂即将失效，右臂正盲目地摸索着，左臂则摆在身旁，一动不动。他的右侧脑袋盖着一大块纱布，用一只带血的头套松松地绑着，那是救护车人员匆忙间帮他弄的。纱布下方，一块拳头大小的皮肤和头骨不见了。他右眼的瞳孔比左眼大，这是脑压过高的表现，好在那只瞳孔对光线仍有反应，因为平日里框住脑组织的头颅，现在已经被穿过的子弹轰开了。

熟悉的抢救步骤在我身边流畅地上演着：紧急之间，呼吸管已固定好，输液管也已留置。男孩的脑袋上全是半凝的血，在他的脑袋下汪成一摊，又像蜡油似的滴到地上。随着人群在他身边聚集，血足印被踩得越来越大片，人们来来去去，拿着鼓鼓的静脉输血袋或盐水，还有灌了药的注射器，都想帮他稳住血压。

站在门外一张桌子旁边的护士长对我招呼："神外的，手术室呼叫你。我们现在过去？"

"我们现在就过去。"有人答道，那人是我，"有人知道孩子的父母在哪儿吗？"

* * *

我们很快到了手术室。混乱跟了我们一路。

"我们在给他挂创伤用血。"麻醉科的老同事汤姆说，"如果血够，脖子下面的每一寸也都需要输血。"创伤用血就存放在附近的冰箱里，以便在情况紧急来不及交叉配血的时候使用。O型阴性是万能供体，相对最不可能引起输血反应，即身体因排斥输入的血液而产生的可能致命的连锁反应。

"我来做术前准备，只盖头部吧。"我对手术团队吩咐，"把输液架全拖上来。"

在情况最紧急时，我们的麻醉同事们会不停地放置管线、调整流量，或采取任何他们需要的措施来维持患儿的生命。在这种时候，我们不会再有条不紊地做术前准备、盖手术巾、将每件设备仔细放好——比如电刀放右边、吸头放两侧、钻机放左边、控制钻头转速的踏板放在我右脚下方——我们基本就在伤口上以最快的速度做好术前准备，用毛巾把伤口擦干净，单子只铺头顶，面部和身上其余部位都不管了。匆忙间，连接电刀、吸引器、电钻等一切东西的粗细电线，都会顿时变成一团乱麻。

汤姆大声说道："他的血压快不行了。"汤姆是一位老练镇定的麻醉医师，在这里见过不少病人和外科医生进进出出。只要有他在手术室，我就根本不必操心帘子那一侧的事情。"他的血压上不去。"他说，"你最好马上给他止血。"这话从汤姆嘴里说出来，情况尤其糟糕——快要死掉的那种糟法。

我低头看着下面的这一大摊。脑表面断了数百条细小血管，正在出血。硬脑膜被一直撕开到头骨开口边缘，接近脑中线处的矢状窦——这是一条三角形的沟槽，脑部血液几乎全部从这里流出。它一旦受到任何形式的撕裂或破坏，尤其在一个儿童身上，你都必须迅速处置，不然孩子就会血尽而亡，死亡的速度取决于年龄。幸好在这名患儿身上（终于有一件幸好的事了），矢状窦没有损坏，我也不想靠它太近弄巧成拙。血液从骨头边缘的几个点上涌出。我们可以用骨蜡封住它们。"骨蜡"一如其名，是一种消过毒的蜡样物质，可以敷进骨头里，阻止血液从含有血管的松质骨流出——从参差不齐的骨骼断茬看，松质骨就在内外骨板之间。不过，在我们眼前失血最快的部位，却是撕破的皮肤边缘。头皮上有一层血管组成的复杂迷宫，为头皮提供营养，维持其健康。正因如此，脑袋一旦被割伤，就会大量出血。头皮上如果有简单的或较小的割伤，往往还能用直接按压的方式止血，但在这个病例中，头皮的保护性脂肪层下方断了不少根动脉，它们的切口搏动着向外喷射，血液越积越多。

我用大约两秒看清了这一切。

接着就开始抢救。

"我们从皮肤开始，一层层地往里止血。"我一边吩咐着住培第三年的住院医，一边径直将一块手术海绵放到裸露、破损的脑表面，这是一种简单粗暴的操作，再严重的出血也能缓和。多年来，全世界的外科医生和军医在各种冲突中都会使用这种手法，它适用于全身所有部位，必要时也可用于神圣的脑。

"照我的样子做，"我对住院医说，"同时想好后面的步骤。"

在学术型外科（就是教学与研究并重的高容量转诊中心所开展的外科）中，住院医师对于手术任务是不可或缺的。为了有机会学习神经外科技艺，住院医师必须随叫随到，处理电子病历系统压在我们头上的大量无聊的额外工作，还要不断地学习提高。每台手术都会"配备"一名住院医师，即分派一名住院医师来做助手。根据资历的高低（以及手术的难度、当天的病例数等因素），住院医的参与有深有浅。私人诊所会有一名受过培训的第一助理，偶尔医生的伴侣也会在必要时予以协助。而在学术界，这个位置上永远是住院医师。我只懂学术型神经外科，我无法想象身边缺了一名住培生还怎么开刀。在我的世界里，手术和教学是携手并进的。我知道有别的老师比我优秀得多，也知道住院医有时更喜欢新鲜的教学方式而不中意死守着过去时代的教条，但有一件事我是非常自豪的：医学界有许多成人和小儿神经外科医师，都至少受过我的一点点影响。我这一路上当然也受过别人的影响，他们有的是教过我的主治外科医师，有的是我培训过的住院外科医师。

我们迅速抄起电刀，一根根封住了头皮血管的断口，又在头皮的破口处夹了几只特制的塑料夹——它们能在切开的头皮上压住血管并止血——还把散落四处的颅骨碎碴捡了出来。住院医师放了两只牵开器拉开伤口的皮肤，暴露出即将开展真正手术的区域。真是个好姑娘，我心想，但我不敢大声说出来。这相当于对男住院医师说"真是个好小子"，但这年头我们必须格外小心，不能在住培生面前流露出高人一等的意思，无论对方是男是女。

近些年，进入外科的女性数目大幅增加。神经外科虽然比不上其他外科领域，但这个增加在整个北美的神经外科项目中均有体现，过去几年的增幅更是高达 15%。我在范德比尔特主管神经外科培训项目的这些年里，一度 19 名神经外科住院医师中有 6 名是女性。我有机会对她们每一个都给予某些指导，她们也设法进入了本领域的每一个分支。神经外科很欢迎女性的加入，但是她们能到达这里，也必须经过一番斗争。男性实在是独霸这一领域太久了，搞得这一行的培训体系和文化氛围都过于恶性，太受雄性激素的支配。我不是说女性就不能强硬，我认识的许多女性都比我强硬。但是我也长期受到一位母亲、两位姐姐、一位妻子和一个女儿的影响，要是我没有从和她们的相处中明白，她们的观点和我的一样有效，我就是白白浪费了这样的机会。

"真是个好姑娘。"我终于说出来了。管他呢。她也需要这个正向反馈来做出良好而大胆的决策。果然她受到鼓舞，举起了电钻。

"现在切骨头。"我们用钻从创口边缘处凿下一块块颅骨碎片，小心翼翼地凿出一个卵圆形口子，以便将来再为他修补缺损时，能更顺利地放进骨植入物——如果他能活过这台手术的话。我们在创口边缘涂好骨蜡，这时情况确乎平静了一些。我们仍在对脑表面施行直接按压，使大量破裂的血管不会喷血——暂时不会。自挂好帘子之后，我头一次望向另一边的汤姆和他的团队，他们正从输液袋中抽出血液，强行注入我们的患者体内。他们拼命想把血液回输给他，让他的血压再抬起来。

"高压 40 低压 10！"汤姆喊道，"你们把出血止住了吗？"

"止住了。"我立即回答，"我们这边要先停一停。你那里继续，等血压上来了告诉我，我再继续。"外科医师和麻醉医师之间的这种持续对话至关重要，尤其在这样的高强度环境中，因为这里错了就没法重来。要是我这个外科医师创造了这么一种文化，让麻醉团队的人，无论是医生还是护士，遇到了不利情况也不愿多说，那么错的是我，不是他们。沟通是关键。知道手术台上的病人何时情况危急也是关键。最理想的是在病人遭遇危急之前就知道，因为那样我们才可能做些什么避免它发生。

我们一边更加轻柔地用纱布压住暴露的脑表面，我一边观察汤姆及其团队稳定这孩子的血压，在创伤用血之外还用了其他的浓缩血液制品——反复输血有时会造成血液稀薄、凝结不足，而这些制品有助于逆转这个倾向。病人的血压开始上升，短短几分钟前还处于危险高位的心率，现在也开始向着正常值下降。低血压和高心率是出血性休克的生理后果，在失血量达到危险程度时就会如此。一旦循环的血液量过低，心脏便会更快地泵血，力图补足差额。这种休克在普外科或胸外科创伤中要常见得多：子弹或撞车撕开体内的主要血管，造成伤者大量流血不治。实际上，绝大部分头部中枪的伤者都会当场死亡，或是送达医院后不久即死亡。

"我们这儿的情况好点儿了，"汤姆打断了我对后续几步的思索，"你们可以继续。"

我和住院医师沿顺时针方向，一丝不苟地将出血的脑血管一根根封住，有的用电刀，有的用微小的钛止血夹。我们找到硬脑膜的破口边缘，用一大块补片缝合了这处缺损，意在防止手术后脑脊液从伤口渗出，造成感染并引发脑膜炎。

今天还来不及担忧颅骨上那片开放的骨缺损。他的颅骨少了一大块，余下的部分也无法在今天直接修复——感染的风险太大了。我们可以改天再来，给他换装一块3D打印的无菌移植物，这块植入物会完美地适合于他，因为是专为他定制，基于特殊的薄层CT重建的模型。如今这项技术比从前已经有了长足进步，从前用的材料都是无菌的甲基丙烯酸甲酯，又叫"骨水泥"，修补时直接倒入缺损处，然后忍着刺鼻的气味迅速灌水，以降低骨水泥黏合时的发热反应烧坏硬脑膜或脑组织的危险。等到骨水泥干结，多余的部分还要用电钻切掉，届时乱七八糟的颗粒会铺满术野，后面还要再用水冲掉。这样大费周章，充其量也只能做出一块适合度一般的植入物。而使用现在的新技术，手术时间至少缩减一个小时，植入物的适合度显著升高，术野也清爽多了。我猜我们吸入肺部的颗粒物也会少许多。

我看了看下方的病人。现在要专心缝合皮肤了。由于枪击轰掉了一部分头皮，这个任务并不简单。我们回想之前从整形外科同行那里学到的东西，将后脑勺的切口又延伸了近4厘米，使它稍稍弯向耳后，这样就可以将侧边的皮瓣拉到前面，以弥补被毁得无法再用的皮肤。我们接着处理正常皮肤的深部，将它与下方的骨骼分离，以便拉过去做缝合。我们将这一侧头皮向前偏转，然后做间断缝合，用的是粗鱼线一般的粗线，使皮肤的边缘合拢；再埋一根皮下引流管，这有助于液体的排出和切口的愈合。额头上右眼上方子弹射入的地方是一个洞口，原来那块皮肤早不见了。我们可以修掉弹孔周围参差不齐的皮肤，但最后还是得用难看的粗线缝合——希望洞口能长好。住院医师迅速连接了一台颅内压监护仪：将一根直径一毫米的电线植入另一侧脑部。接下来就可以把病人推去小儿ICU了。这根细小的电线会测量术后脑袋里面的压力，并在术后过山车一般紧张而关键的日子里帮助指导治疗。

"干得真棒，各位。"我说这话时径直看着洗手护士——我意识到她出色完成了保障工作，而这是我们第一次合作。她也露出了微笑。

"比泌尿科刺激多了。"她不动声色地打趣道。

* * *

两周后，我们在男孩的病床上方挂了一只毛绒玩具虎。男孩向上伸出右手去拍打它，看到我们要把它拿开就恼恨地尖叫。他的左臂始终摆在身旁。我们将毛绒虎举到床栏杆上，假装追他，他就开心得咯咯直笑。他鼻孔里插了一根饲管，但不久后就可以拔掉。我们在病房里看他吃了一点麦片。还有几个蜘蛛侠的小模型放在他旁边的、右手边的一张病床上。

很快他和家人就会转去一家小儿康复机构，他将在那里接受几周的针对性康复治疗，以弥补子弹伤及右脑后对他左侧身体造成的破坏。治疗会很有帮助。大概三个月后，他会再来接受颅骨植入。之后他会回去过怎样的生活？有一天将会从事怎样的工作？只有3岁的他，永远不会记得他曾有过另外一种境遇，脑袋右侧锯齿獠牙般的疤痕又是怎么来的。

我回到他的病房门口，身子倚着门框，看治疗师用玩具刺激他互动，并在治疗间隙向他的家属演示要如何温柔地督促他。为什么这个孩子活了下来，而其他许多人都死了？不是每一个头部中枪的伤员都能活着撑到手术室；如果子弹穿过了脑中线，或打到脑内盛放脑脊液的空间，又或是击穿了负责"内务"的脑干，使其无法再维持心跳、呼吸和意识水平，那么一般也没什么手术可以挽回生命。而对于这个男孩，子弹的路径既对他造成了永久性残疾，又奇怪地救了他一命。他的颅骨被轰开了一个口子，这使得压力向外泻出而不是向内压迫；又因为受伤的只有脑的一侧，并且是非优势的右侧，他的语言功能得以保存；再加上医疗系统将他及时送进手术室，让他有了活命的机会。

我的思绪飘回了很久以前的一只头套，它紧紧勒在一个由救护车紧急送来的 30 岁男人的头上。那时我在值班，传呼机上已经显示出了"急诊，头部枪伤"的字样。当时的我只是培训到第三年的神外住院医，就已经没完没了地在急诊部参与会诊了。那个男人的头上，一把手术钳从头套的纱布交叠处戳了出来，随着他的每一下心跳搏动着。急诊部里没人愿意碰它。我剪开层层叠叠的带血纱布，最后发现这件止血工具夹住的是左侧大脑中动脉（供应左脑大片区域的一根主要血管）的几根粗大分支。那天傍晚这个男人近距离挨了霰弹枪一击，这根动脉连同脑组织和一大块颅骨都给轰开了。在控制右侧身体机能之外，左脑作为优势脑，也是语言和沟通能力的所在。没了这些能力，我们就如同被绑架的人质，无法同世界开展实质性的交流。

我们推着他的转运床奔向直通手术室的电梯，他的右半边身子一动不动，眼睛也闭着，只有嘴巴里发出含混的声音。他的语言区已被摧毁，不可能恢复了。他最后保住了性命，多亏了那台手术，还有一开始果断决策夹了那把止血钳的人。然而他再也不能行走和说话了。那天在手术室里，在手术开始之时，我的主治医师也曾对我说"照我的样子做，同时想好后面的步骤""真是个好小子"。我记得自己放好牵开器，举起电钻，止住了出血。我和主治医师共同完成了手术。一步接着一步。

当我站在那儿回想那一天时，我开始越发清晰地意识到，这两个病人结成了永恒的联系。他们都遭受了头部枪伤；两起事件都不该发生，也都产生了终生后果；二人都从死亡边缘被拉了回来。不过他们还是有一个关键的分别：30岁的哑男子被枪伤摧毁了人生，再也无法与社会交流，与这个在病床上嬉戏的3岁男童境况迥异。造成两人不同的是相差仅几厘米的弹道，这毫厘之差就是千里之别。

在病房里，我对男孩的面部表情着了迷。他眨巴着眼睛，直勾勾地盯着治疗师，显然听懂了她话里的意思。我又看着他转开目光，望向我们身后的大堂，那里有一名治疗师正举起手，远远做出击掌的动作。

"KJ，"他一边说话，一边专注地望向那位治疗师，然后举起那只好手与她在空中击掌，"我的名字是KJ。"

07
家人间的哑谜

在我出生前的几年，当时我的两个姐姐伊芙和萨拉分别是8岁和4岁，她们和我父母一起住在弗吉尼亚州的里士满，那年我父亲买了一台新的彩色电视机，作为家里的圣诞惊喜。那是个大家伙，又宽又厚，有一个旋钮可以选12个频道。我想它的重量肯定大得叫人抬不起来。一天下午，家里女的都不在家，我爸爸哄骗一个工作上的朋友帮忙，两人一起费力地将电视机抬回了家。爸爸发现，备用房靠里面的一角有一张桌子，下面正好能塞下这台电视。那张桌子的桌布垂到地上，他心想这足以在圣诞节前的三周里让电视机完全隐蔽起来。

然而，我爸爸的观察角度出自一个高大的成年人，这个成年人平时要么是从房门口经过，要么是进去坐下来阅读报纸或者与朋友交谈。他没有想到两个孩子有自己的视角，她们在家里蹦跳、打滚，还会在家具里面或周围爬行。在藏好电视后的那个下午，4 岁的萨拉正要爬进她最喜欢的地方和姐姐捉迷藏，脑袋就撞上了一样硬硬的东西。她掀开桌布的一角，认出了她的发现，然后兴奋地跑进厨房与伊芙分享她的新知。妈妈听见姐妹俩的对话，也迅速行动起来，她和她们谈了一个条件：只要不让爸爸知道她们已经发现了这个惊喜，姊妹俩就可以每天看一小时电视。于是，每天下午 3:30 左右，伊芙放学回到家里，女孩们就掀起桌布，趁着爸爸回家前看一小时的午后儿童节目。妈妈想必是感到了一种复杂的情绪：一边是身为 20 世纪 60 年代主妇的心虚，一边又对自己避免危机、与两名幼女谈判的技巧感到得意。

一天夜里，在两个女儿上床之后，我爸爸觉得她们肯定已经睡着，他和妈妈终于能看看他买回家的那台新彩电了。他小心翼翼地把女儿的房门开了一条缝，确认她们在两张小床上已经睡熟，然后又悄悄合上房门，在下面的门缝里塞上毛巾，好不让电视的声音打扰到她们。妈妈看着这一幕，明白自己成了这个家里的双面特工。很快，她就开始白天和女儿们偷看电视，晚上又和我父亲偷看，就这样日复一日、夜复一夜地偷看，同时竟然全程替两边都保守了秘密。

还有一周就是圣诞节了，我爸爸向一小群街坊透露他为家里买了一台彩电，并且很兴奋地要给家人一个大大的惊喜。当然，伊芙已经把这个消息告诉了她的街坊朋友，朋友们告诉了各自的母亲，母亲又告诉了自己的丈夫。现在，整个街区几乎都知道了爸爸的妻女在下午偷看他在备用房桌子底下小心隐藏的这台电视。这些街坊又怂恿我爸在别的朋友面前一遍遍地说这件事，直到"约翰和他的新彩电"成了当年圣诞节邻里间无人不晓的故事。当圣诞节终于到来时，我母亲成了街区里最高兴的人：她终于不必再精疲力尽地过双面人生了。两个孩子事先已经随她排练过一遍揭晓仪式，当父亲揭开电视机上的桌布时，她们手拉着手上下雀跃，欢天喜地地和爸爸妈妈拥抱，完美地演绎了自己的角色。

后来父亲过世，20 年后母亲也随他而去，父亲发现真相的确切时间就湮没在了家族掌故之中。或许他在桌布揭开后不久就发现了，是我的两个姐姐、我妈妈或者某个同事告诉他的，又或许是很多年以后，她们才在家庭聚餐时和他提起。我不清楚他是否知道妈妈在其中的完整角色，或是他朋友们的角色；也不确定我们编造的这些小小谎言故事，是否真的应该被揭穿，甚至这是否有什么所谓。

萝宾阿姨是我母亲最小的妹妹，对于小时候到华盛顿州吉格港走亲戚的事，她有着美好的回忆。将那个家族分支与我们联系在一起的，是我妈妈和萝宾阿姨的父亲查克，以及他的两个传奇式的兄弟，他们一家人先是在加州北部住了几年，然后查克的两个兄弟搬去了吉格港。我的外祖父查克曾是斯坦福大学的一名杰出运动员，后来去密西西比大学橄榄球队当了助理教练。而去了华盛顿州的另两个斯懋林（Smalling）家男孩定居在了那里，结婚生子，有了自己的家庭。他们的下一代里有一位杰伊·斯懋林舅舅，他非常善于交际，多年来在任何场合都能说出最合适的笑话，并熟悉现存的几乎每一种纸牌游戏的规则。杰伊总是那么和善友爱，是我母亲最喜欢的一个堂兄，他身上有一种讨喜的、呼之欲出的顽皮性格，就像他的父亲——有一天他的儿子也会继承这种性情。至于我母亲，她母亲和她关系疏远，父亲整天忙碌，妹妹又比她小十几岁，于是她开始把杰伊当亲哥哥看。几年后我降生到这个家里时，他们最初给我起的是我父亲的名字"约翰"，而我父亲又和他父亲同名，本身已经是"小约翰"。后来他们意识到一户人家有两个约翰实在麻烦得难以忍受，于是母亲劝说父亲给我这个独子取了个小名叫"杰伊"。我现在相信母亲一开始就有这个念头，但她不知道这在将来的年月里，将给我的飞行常旅客账户造成怎样的混乱。

杰伊舅舅和他妻子皮琪有两个孩子，一家人住在皮吉特湾（Puget Sound）的水上，总是在家里待客游玩。他们在码头上有一座船坞，里面停满了休闲小艇、滑水快艇、帆船和桨划小船，他们还有一片自己的匹克球场，就建在家后面的小丘上。许多年前的一个夏末，7岁的萝宾阿姨跟着我外公外婆去杰伊家玩，我母亲在上大学没在一起。一天，皮吉特湾的斯懋林一家说服了萝宾去他们的码头上钓鱼，爱玩的杰伊偷偷潜到码头下方，在萝宾的鱼钩上挂了一条从店里买的巨大鲑鱼，还在鱼线上迅速扯了两下。7岁的萝宾毫不知情，大声向所有人宣布有鱼上钩了，然后在高兴的尖叫声中，拉起了一条巨大的鱼，后来随着时间推移，这条鱼更是在记忆中膨胀到了离谱的尺寸。只是当时她完全没有注意那是一条冰冷的死鱼，印入她记忆的只有弯曲的钓竿、周围激动的家人和卷动绕线轮、拉起一条鱼的纯粹喜悦。

萝宾阿姨最终听到此事的真相，是在将近50年后。当时正放冬假，我们在密西西比州南部的家中共进午餐，周围都是自家人。真相揭晓时，我就坐在她对面。有人在餐桌上不经意地谈起此事，就好像她已经知道了似的，故事说完，周围一片欢笑。我看见萝宾的脸色微微发白。她停下了动作，一言不发，双手紧紧攥住腿上的一块餐巾。但她很快回过神来，轻笑了一声承认她以前从不知道。"哎呀，那个堂哥杰伊·斯懋林，可真有他的。"很快，谈话就转到别的方向去了。

后来，当我们收掉盘子、把银餐具都泡进水池之后，我看见她走进了我家后院深处的一角。她穿过那一排参差高耸的美洲山核桃树和冬季盛开的山茶花丛，又走了好几步才终于站定。在那里，望着外面菜园休耕的一条条田垄，她在午后的阴影中伫立良久。我想象，她是在最后一次回忆童年时光，最后珍爱它一次，然后从此不再想起。

几年后，在完成医学院最后一年学业的同时，我和梅利萨搬到了密西西比州的杰克逊居住。我们也终于在犹豫了近两年之后，决定不再拖延必将到来之事，于是订了婚。我们把我父母请出来吃午餐庆祝，大家举起酒杯之时，我们宣布了结婚的意向。餐桌上顿时洋溢起欢笑和幸福。我们干杯，为家庭、为我们的将来、也为我们自己。我父亲高兴地向周围能听见的所有人宣布了喜讯，整个餐厅立刻与我们一起干杯。然后，我怀着童年的最后一点天真，望着我父亲问他愿不愿意到我的婚礼上来做伴郎。

除了那天之外，我很少见到父亲大哭。我看着他坐在卡座中间，桌上放着面包，餐盘边上撒了几粒面包屑，吃沙拉的叉子举在半空。"现磨胡椒碎不用加了，谢谢。"他对迅速打了个来回的女招待说。接着，就在我请他来做伴郎时，我看到他在明白我的意思之后，整张脸出现了怎样的剧变，他的内心出乎意料地被情绪占领了。我父亲这一生都是一个出了名的近乎永远乐观的人，他主张人只要自己有信心，就能规划自己的命运。他早年单枪匹马闯入零售界，在商场上获得了成功。后来他又有了另一段同样成功的平行人生：在空中国民警卫队里，他能把任何一款固定翼飞机开得有模有样。他对孩子的支持与爱也从不动摇。像许多亲子那样，他身上也有许多我不够理解的地方。但在那一刻，当我向他宣布即将结婚时，我却认为自己从浑浑噩噩、拖延已久的青春期向着成年迈进了一大步，未来我还有不少年头可以和他一起成长，向他学习。有一天我也会步入中年，那时已是老人的父亲，将自豪地回顾起他颇有建树的一生和充满爱意的家庭。

我记得那一天，在他含泪答应做我的伴郎、和我一起体会了自豪和喜悦之后，我们走出餐厅各自回家之前，父子间有了一场简短的对话。爸爸将我拉到一边，随口提起最近他的右手有些乏力。他第一次注意到这个，是几天前往冰箱的上层格放一罐咖啡的时候，他当时一个没握住，罐子掉到地上，摔开了盖子。我当时还沉浸在喜悦中，只是马上答应他会好好琢磨一下这事，可能周一去问问医学院的几位教授，还不知道那是多么重大的一个时刻。

接下去几个月里，他去看了不少次医生，拍片、验血，我也细读了不少科学文献和期刊，希望能得出另一种诊断，然而事实证明，这种最初只在举起手时偶尔出现的抓握无力，提示出的只能是渐冻症，一种渐进且无法治愈的神经退行性疾病。再也没有"来日方长"。我当时还全然不明白，自己将在接下来的日子里看着他放弃生活中的一切：飞行、驾驶、工作。最终留给他的，只有呼吸、家人和回忆。

不过，他的死亡要等到 18 个月后才会来临。我的父母都明确表示了不愿将此事告诉别人，包括朋友、亲戚和我两个姐姐。起初父亲还能用精明的伪装掩盖病情，比如谈兴再浓也不打手势，或用外套遮住双手。然而时间一久，症状毕竟会显露出来。人们看出他写字和吃饭变得日益困难，但就像所有人都会假装无视聚会上的不速之客那样，这条家人间的哑谜也始终没有被说破。对这一切最担心的当然是我的两个姐姐，每次她们关切地询问，都只会得到"我们下周去看医生"或"做点理疗就好了"的回答。后来，这种"活在当下"的态度也在我和姐姐之间造成了一丝隔阂，就像一根细小的尖刺，虽不明显，但大家都感觉得到，它造成的伤口，要等爸爸去世后才会修复、愈合——那时已无人可以责备，唯余悲伤。我记得婚礼前后的那几天里，朋友和家人都围绕着我，都为我们即将开始的新生活感到喜悦，也都刻意回避说起我爸的病。我后来常常回想起那段时光，想起他在教堂门前站在我身旁，用近乎僵硬的手指从衣袋里摸出戒指，然后看着我的脸，目光里透着自豪，也仿佛在求我原谅：他在过去因为飞行不能陪我，将来也注定不能在我身边。我们不能像别的父子那样一齐变老了。待他死去时，我才始成年，刚刚具备成人的眼光，他人生中的秘密和选择正要向我展现，我也正要开始理解它们，但这种可能性永远不会有了。待到那时，当未来向我们冲来，我的心中只有对无力改写它的愤怒。在我自己的人生中，要等到很久之后，当我在生活和工作的困境中摸索，并试图寻求其他助力一遍遍地重建那段在时间里终止的关系时，我才会感到自己多么迫切地需要他的智慧。

我自己的儿女是过了十多年后才出生的。对于我，父亲是勇气和快乐的体现，在我幼年时他过着充满活力的理想生活，却永远离开了成年的我；而对于他们，他只是我们在节假日里围坐在南密西西比家中的餐桌旁说起的故事中的人物。有好些年，我都会带孩子们回那个家，它对我的意义不亚于另一重时空。

那里住着我父母和小时候的我，两个姐姐已经去上大学，只有我们仨在时间之外一起生活。后来我又在那里收集并保存我的童年故事，艰难地回顾着和父亲共度的始终不曾完结的时光。

我自己的故事里，剔除了他后来在医院的病床上，间歇性地咕哝和呼吸变慢的样子，只留下在我即将迎来新生活的当口，他在那所教堂里和我并肩而立，然后从胸袋里掏出婚戒，自豪地交到我手上的情景。当时他抬头与我四目相对，并举起一只有力的手抹去悲伤。在与我拥抱之后，他把我的手交到我妻子手里，自己退了下去。我在转头面向妻子前最后看了他一眼，他微笑着，快乐地大步走开，永远遁入了将来。

两根皮筋

"这些是橡皮筋吗?"我难以置信地自问。我在忙碌的诊室里,面对一台眼睛高度的电脑终端,盯着屏幕上一幅 3D 重建图像。两根淡淡的线条,像莫比乌斯带似的自我缠绕。不会错的,是橡皮筋。只是它们不该出现在我看见的这个地方。

* * *

因为某种早已忘记的原因,我对一件事有一点小小的自豪:在手术室里,我会尽量采用不那么昂贵的选项。不过我要先申明:神经外科总的来说是一门昂贵的事业。单是手术显微镜这一项,就要花去医院 50 万美元的购买经费,"术中影像导航"(相当于手术中的 GPS)大约也是这个价格。如今这两种设备几乎已是大多数脑瘤切除术的标准配置了。

好在这些都是一次性支出,医院或医疗系统付了这笔钱,外科医生就能以更高的安全性应对复杂病例了。（传闻某位比我们大两辈的神经外科医生会弯起食指，插入肿瘤和正常小脑组织的间隙，把肿瘤抠到脑袋外面。没有显微镜。没有高级设备。只凭一根手指。显然，随着对神经病学结果和肿瘤切除程度的预期不断提高，我们也比那时有了进步。）这种"资产购置"（显微镜、术中导航平台、超声探头）和平时每一天、每个病例的花费是不同的。

几乎每一台手术都需要一盘接一盘的无菌用具和一次性用品，如手术衣、手套、袋装缝合线等。新冠之前，我们这些在手术室工作的人员，大多要在一天内换掉几只帽子和几副外科口罩，一副口罩即使只戴了几分钟，我们也会不假思索地把它卷起来丢进垃圾箱。我记得小时候在某部古早卡通片里见过一类阔佬形象，他们会卷起百元大钞来点雪茄（那也可能是我从大多数80年代MTV里记住的形象）。显然，这种习惯已经变了。

但我要说的不是大设备、手术托盘，也不是口罩。那我要说什么呢？那就是，我经常用标准的蚕丝缝线将骨瓣重新固定到颅骨上，而不用更贵的可吸收线或金属板，尤其是在给颅骨较薄的婴儿缝合的时候。蚕丝缝线效果极佳，骨骼愈合得很好，而且增加的费用不到一美元，只有其他材料的几百分之一。再举一个例子：我不会用较为昂贵的胶原硬脑膜替代物，将硬脑膜修补到接近水密的程度，而是会小心翼翼地将病人自己的颅骨膜从周围的颅骨表面剥离，然后将这层平坦如纸的组织缝到硬脑膜的缺损部位，就是将病人自身的组织用作补片。在某些情况下，有可靠的数据指出，这比其他做法更加优越。但是你别误会，这法子不是我自创的，而是我从影响了我的上一代外科医生那儿学来的。

还有一个例子：在头皮上划出切口之后，我会把皮肤翻过来蒙在一块卷起的海绵上，这是为了防止皮肤形成锐角，造成血管扭结并使皮瓣坏死。这步操作，大抵人人都会如此。但是不同于别人用一次性拉钩拉住皮瓣，我会用一种简单的可吸收缝线（薇乔™）和五厘米长的无菌橡皮筋来固定皮瓣，暴露术野。别紧张，我用这个法子做了数百台开颅手术，记忆中从没把皮肤弄出过问题。你一旦看过技术粗糙造成的后果，比如培训期间或在其他大夫的病人身上（当然，绝不会是你自己的，嘿嘿），你绝不会忘记那些画面。

我甚至曾凭借一只"外科小盘"就清除了一例硬膜下血肿（说起这个洗手护士就翻白眼），那里面只有一小套最最基本的器械。当然，我也可能从未做过这样的事，只是近20年来我一遍遍地表示自己可以仅凭这样一小盘器械"清除硬膜下血肿"，以至于分不清愿望和现实了。但我知道，这一切和我一些同行的壮举相比，都将黯然失色，他们在世界上一些资源有限的地区开展手术，任何器械都要尽量重复使用，包括为头皮止血的Raney塑料夹，或是用来开颅的老式手摇钻或手锯。"发展中"国家的手术可以在节约资源方面给我们这些"发达"国家上一课，这一点我始终清楚。

说到用小盘器械切除硬膜下血肿，我觉得我在内心一直要求自己做一名小儿神经外科领域的通才，随时能够处理送到眼前的任何情况——就像《陆军野战医院》(*M*A*S*H*) 里的"鹰眼"皮耶斯，对于送来的病例，要么当即解决问题，要么稳住病情，坚持到有更专业的人前来接手。我自认为肚子里藏了不少手段，我称之为"左右逢源"。这是我自我认同的一个重要方面。当我应别人的需要去妥善处理多种事务，以便达成目标、照顾好病人，并且把某一件工作做出了挽救生命的美好结果，这时，我认为自己处于最佳状态。

在一场手术结束之时，大部分器械和一次性用品都必须清点，以确保我们的东西在术前和术后是一样多的。但就像我们的许多医疗操作，这个过程也不会万无一失。某个病例有多紧急？是一名 8 岁女孩骑车被撞，手术团队正力图用手上的任何东西为她止血？还是我的一位搭档要做一台了不起的择期脊神经根切断术，术中要切断几个感觉神经根，以帮助一位脑瘫患儿更平稳地行走，手术贵在精确，完全没有时间上的压力？以上是两种非常不同的情况。再加上疲劳、人员流转，以及操刀者是一个直立哺乳动物、两眼近视并可能没吃早饭，结果就可能酿成非同小可的错误。

好了，我已经做好铺垫，也为自己的手法做了辩护，现在更容易一些地承认：虽然在外科生涯中做过数千台小儿手术，我也曾挤进过一类不光彩的外科医生行列——无意间把东西留在了患者体内，这种事有一个名称，叫"异物滞留"。

我是在诊室里得知这一点的，当时所有事情一齐涌向脑际，我顿时明白发生了什么。眼前的电脑屏幕上是 CT 片的一幅 3D 重建图，当我将这幅颅骨图像下翻动、左右旋转，那两根橡皮筋看得一清二楚，我的心脏几乎跳出胸腔，掉到了脚下的地上。

坐在隔壁诊室的是夏妍，我眼前呈现的正是她的 CT 片，此时的她已经开开心心地活到了 11 岁。照她妈妈的说法，在那台急诊手术之前，她一直是个无忧无虑、精神十足的孩子，喜欢"旁若无人地"跳舞。直到几个月前来就医时，她一直是个健康的典型"红发"姑娘：生性积极、欢乐甚至带一点毒舌。

我第一次见夏妍时，她正住在我们儿童医院的儿科病房，手脚在病床上乱扑腾。她体温接近 39 摄氏度，对刺激没有反应，就在我进去前的几秒，她刚刚经历了一次大的癫样发作。她闭着双眼，呼吸长而嘈杂，充满呲呲声，仿佛被卡在了呼气阶段。她妈妈在床边来回踱步。她 30 岁出头的样子，两鬓已经花白，看上去已经几天没睡，担忧的时间就更久了。

"你打算怎么办？"我刚介绍完自己她就问道。

还没等我回答，她又问了我一遍，这次更加激动："你打算怎么办？"

病房护士还有好几个病人要照看，她在房间里进进出出，尽量完成更多任务。她给夏妍的鼻子通氧气，但夏妍意识模糊，会立刻扯掉脸上的鼻导管。护士加了抗癫痫发作的药物在她的静脉留置针里，那是初级护理团队不久前下的。她也转过来问我打算怎么处理。"初级护理团队已经离开了。"她说。

先是我手下的住院医师接到了呼叫，因为病房团队发现夏妍在夜间发热越来越重、精神状态也在恶化，他们给她做了 CT 检查，结果显示她的脑子在承受压力，脑表面还有感染，这种情况称为"硬膜下积脓"。住院医师看了认为，应该紧急送她进手术室。他想得完全正确。

我之前一直在开会，无缝衔接地连开了好几场。一俟意识到呼叫我的情况有多严重时，我就从会场离开了。

"通知手术室，"我对那名住院医师说，"我们必须现在就去。"

并吩咐护士："也请通知 ICU。她很快就需要插管了。"

又对她妈妈说："我们到外面聊两句吧。这位护士和我的住院医师会留下来陪她。"我抬头看见她的血氧饱和度在 92% 上下徘徊，血氧仪的脉冲音比正常要低。

护士很明智，此前已经通知了 ICU 团队，接着由专培医师、住院医师、呼吸技术员、ICU 护士和医学生组成的一群人冲上楼梯，跑进大堂，迅速找对了房间。他们看到我，于是从大堂聚集过来，有的推来了更多监护仪，有的用医用工具箱带来了各种药物。

"我们准备带她进手术室。"我告诉他们。

神经外科住院医从病房里探出头来说："手术室在准备了。"

我转头看向夏妍的母亲，她吓坏了，但也安心了一点。

"我一直说她病了，大夫。好几天了，还越来越重。"她终于能一吐为快，"先是头痛和闹腾。现在又这样，跟被下了咒似的。她能挺过去吗？"

"她的情况叫'硬膜下积脓'，"我迅速回答，"是脑表面的一种感染，位置在脑子顶部稍微偏左。她病得很重。我们必须进去给她排脓。"

"怎么排？"

"我们会移除一片方形颅骨，打开脑子上的覆盖物，取一些组织出来做培养和检测，然后小心地把感染的脓液冲走，降低压力。再接下来就交给抗生素了。"

"你们现在就要去吗？"

"是的，夫人。现在就要去。"

她暂时不再说话，默默经受着这一刻的巨大冲击。

"好的。"她镇定下来说道，"照顾好我的宝贝。"

进入手术室，我在她的发际线后面划了一道切口，横贯整个头顶。为了充分暴露颅骨以施行开颅术，我像往常一样，在皮瓣外侧底部放了一卷海绵，又在皮瓣内侧临时缝了两条中号无菌橡皮筋，并将它们套在一根固定在床两侧、悬于病人上方的金属杆上。简易快捷。短短五分钟后，我们就进入了钻孔阶段。

感染比我在CT上看到的还要严重。我们一打开硬脑膜，脓液就溅满了术野，并顺着手术巾流到地上。一个本周来观摩麻醉团队的医学生不巧抬头看见了帘子这边的这一幕，随即坐倒在地，脑袋夹在两腿之间，好让自己不至于晕倒。我们将大部分脓液吸走，露出了下面红肿发炎的脑子，在它的沟裂之间上上下下的细小血管也胀粗了，就像发炎的眼睛表面的血丝。有几点小的感染组织黏在脑和软脑膜的表面。我们尝试将它们吸走或轻轻冲走，结果却只是弄破了那些胀粗的脆弱血管。假如我们是在玩儿童桌游"手术"（Operation），那些小蜂鸣器这会儿已经全响了，病人鼻子上的灯泡也爆了。

更糟的是，硬脑膜打开后不到一分钟，脑子就慢慢胀了起来。

"降低 pCO_2（二氧化碳分压）。"我们大声示意麻醉组增加呼吸频率，让她呼出更多二氧化碳以阻止膨胀。"抬高床头。"这两步操作可以适当减轻脑部膨胀，让你有时间完成任务并撤退。

我们取下附近的一片颅骨膜，用几针间断缝合迅速将它缝到位，也能给脑子留出一点膨胀的空间；又在脑子的主要感染区域旁边放了一小根塑料管用来引流。我决定先不把那片骨瓣装回去，因为我们希望给脑留出一点膨胀的空间，好让颅内压不至于太高。在降低 pCO_2、抬高头部并缝上补片之后，情况看起来还不错。接着只要对皮肤进行皮下和皮上的缝合，就能完成关闭。一切都稳了。我想到原定在这时参加的会议或许还能赶上一点尾巴。会议主题我已经想不起来了。

"还好吗？"我问我的住院医，"能自己关闭剩下的皮肤吗？"

"没问题，长官。"他一边回答，一边忙碌地冲洗刚才开颅时残留的骨屑。

走出手术室时，我相信我们已经成功完成了计划。我向孩子的妈妈通报了情况，这时她身边已经陪了一群家人。

"接下来的一周会很难过。"我说，"她会再肿个两天，呼吸管也还要插着。"我告诉她，我们在孩子的脑内连了一条细小的监护仪线，以便监测颅内压，必要时还可以做药物治疗。

之后三天和我预料的一样艰难。她的脑压时起时落。不过抗生素渐渐抑制了感染，没出几天工夫，她的呼吸管就拔掉了，到了下一周，她已经能说出完整的句子，还慢慢问我们要了她爱吃的食物。

经过数周的抗生素治疗和几个月的恢复，我才终于准备将3D打印的植入物放进她的开颅缺口。我觉得以她之前的感染程度之重，她自己的那片骨瓣已经不大可能不出问题并愈合了，于是我选择专门给她做了一次薄层 CT 扫描，据此可以用 3D 打印制作一块塑料复合片，消毒后代替她自己的骨瓣。就在那次扫描中，我看见了留在里面的东西。

不知为什么，我们在闭合切口时竟忘了取出那两根皮筋；也不知为什么，它们在之前的扫描中竟没有显示；同样不知为什么，虽然有异物滞留在内，她的感染竟消除了，真是谢天谢地。

我不敢相信自己的眼睛。当时我在一间忙碌的诊室内，盯着一块电脑屏显示出我的失误，护士和学生们在周围进进出出，每间检查室里都坐满了人，我已经像往常那样晚了一个小时。

这不是在逗我吧？我暗暗自问。

我打给神外手术室的负责人询问，被告知，关闭之前不会清点橡皮筋的数目，规程里没有这个。

我别无选择，只能去告诉那位母亲，就在门诊部里原原本本地向她坦白：我们必须再进去一次，将皮筋取出。感谢上苍，我们可以在安装颅骨植入物时顺便做这件事，总算不必另起一台手术了。

我走进检查室。夏妍就在里面，坐在她母亲身旁。她今天穿得很正式，戴一顶贝雷帽，盖住了一头红色短发，我们几个月前都给她剪掉了。帽子下面有一处凹坑，那里少了一块颅骨，但压力已恢复正常。见我进去，她们都笑吟吟地站了起来。

看见她的样子，我一时惊讶得忘记了要宣布的消息。我上次见她时，她正要出院，并要接受密切的门诊理疗。当时她还只能慢慢地伸手去够彩色记号笔，吃饭也只能让人用勺子喂苹果泥。她的左半边身子仍旧乏力，左手刚刚能抬起来。大多数医护都建议她住进一间外州的住院康复病房，但她妈妈说："她没有你们想的那么需要扶助。你们可不知道我的夏妍有多坚强。"

走进房间的那一刻，我明白了她母亲说的千真万确。我在这间检查室里看到的，是一个看起来非常健康的少女（就是发型不太整齐，是我造成的）在笑着向我致谢。站在她身边的妈妈也满面笑容。还没等我反应，她就把我们拉到一块拍了张合影。

我非得告诉她。

"说'茄子'！"

不告诉她不行。

"拍得真好。"她说，"就是这位大夫救了你的命，夏妍。"妈妈说着，眼里有了泪水。

我想在这一刻里再待久些。我也可以向她隐瞒，只要后面的手术将两根皮筋取出即可，神不知鬼不觉。

我等到兴奋之情消退了一些。

"有件事我必须告诉你们。"我说。

我说完后，夏妍妈妈在椅子上坐下，低下了头。这时我才发现，她今天穿了和之前在医院时完全不同的衣服。她上身一件开襟羊毛衫，稍稍变长的头发向后拢起，戴了一只漆面发箍，发箍外层是黑的，边缘露出了一点内层的焦橙色。一片静默中，我脑海中竟然止不住地想：这发箍看起来很像是我父亲在飞日本后会带给我母亲的礼物。他曾经从日本带回一只沉重的陶土炉，还有一只漂亮的球形玻璃鱼漂，后者就放在我自小生活的那座房子的后门旁边。

没等我回过神来，她就再次抬头望向了我，神色变明亮了些。接着她站起来，将女儿拉到身边。一滴泪珠从她脸上滚落。

"你救了我的宝贝女儿。"她说，"我的宝贝儿今天能来这里，都是因为那天你做的手术。"

"可是我本该……"我开口想要道歉。

但她阻止了我："你就是把车钥匙忘在里面也没关系，韦伦斯大夫，你看看她现在多棒。"

夏妍也举起手放到脑袋边上，假装惊讶地说道："我可感觉不到里面有车钥匙！"她接着笑着摇了摇头，"我转头的时候里面会叮当响吗？"

* * *

最后一次手术，我们用上次落下的橡皮筋再次固定了头皮，然后切掉颅骨缺损，但没碰到下面的脑子（我觉得这要多亏我们上次匆匆撤退时放置的补片）。我们将植入物装入缺口，严丝合缝，结束时取出那两根皮筋。最后，作为新规程的一部分，洗手护士和巡回护士在清点针头和海绵之外，也清点了橡皮筋。

"清点完毕，发现多出橡皮筋两根。"完工后，她们自豪地宣布。

夏妍在医院只住了一晚，第二天就回家了。我之后的一年里对她随诊复查了一段时间，后来每次的 CT 结果都很理想，她来复诊的间隔也越拉越长了。第四次之后，我决定对她终止门诊。她不再需要定期来看我了。

对于患儿、父母和外科医生，这都是一个重要时刻。患儿和父母都可以划上一条线说，我人生的这一章已经结束了。而对于外科医生，这也标志着一段时光的结束：你见证了自己帮助的人存活世间并继续前行。你和病人建立了很有意义的关系。你会怀念听到他们在学校里的情况、在读什么书。你会怀念看着他们长大，了解他们今天过上的日子，而这又是因为你的尽职。当然，事情本来就该是这样。再后来，多年交织起来的善意和感恩渐渐退入了过去。那个过去里也有着你自己早先的故事，其中充满了急诊小儿神经外科能够展现的所有紧张和急迫。我知道，我下面要写的或许不是典型神外医生的想法（但或许就是）：那些善意和感恩向我展现的时候，正是我明白孩子要活下去必须手术、而这手术非我不可的那一瞬间。那一刻我会替孩子看到一个模糊的未来：他将在父母释然的目光中康复，重新获得长大成人的喜悦，最后离开门诊走向余生。这是对我想法的最好解释了。我知道，"未来影响过去"的说法听上去很荒谬。但是在我内心，这样的循环确实存在，是它在推着我前行，若没有它，前方就只有未知。

最后一次复诊结束时，夏妍自己站起身来，向我表达了最后的谢意。她向我伸出双手，回想我第一天见她时，这双手还在医院的病床上胡乱扑腾。她把我的双手握进她手里，举到我们眼前。就在那时，我仿佛又听见了好几个月前，她母亲在检查室里说的那句话，是它给了我原谅自己、继续向前的许可。

"你救了我的宝贝女儿。"

正因为这一点，每次我看见一根平平无奇的橡皮筋，比如我办公桌上的这一根，就在夏妍的母亲多年前拍摄的我和她女儿的合照旁边，我都会想起一股超越时间的伟力，它包含了给予和接受，还有爱、感恩和原谅，我会想起这一切是如何将我们在世间连为一体。

09
最后一名

　　早上 5:45 左右，我沿着州际公路开上了一条长长的山路。在从医的最初几年里，我最喜欢做的一件事就是在医院忙完一周的工作之后，在周六早晨找一个附近的半程（"全速冲刺"）铁人三项赛参加。于是周五晚上吃过晚餐之后，我会收拾好装备，把自行车架到我的斯巴鲁上，准备第二天一早、有时是凌晨 3 点出发，及时赶到不同的地方检录并在换项区布置装备。这是一个摆脱医院束缚并为自己减压的好法子。

　　一般来说，我在这类比赛中总排名能进前一半就很开心了。我小时候并不特别擅长任何一种运动，但我会的运动种类很多，对这一点我很自豪。我会滑雪、冲浪、击剑，乒乓球也赢得了我表哥布拉德。我想这就是我喜欢铁人三项的原因：它把三项运动合成了一项，是极好的为锻炼而锻炼的机会。不过那一天不同以往，因为我很想在我的年龄组拿到靠前的名次。为此我早早报名、努力训练，希望赛出个人最好纪录。我一边开车，一边琢磨要怎么在两个换项区快速进出。

我还记得当时太阳从我背后升起，而我正在近乎空旷的州际公路上向西行驶着。驶过山丘最高处时，我看见隔离带上有一团尘云，接着就见这团尘云腾到空中，转了几周，在升至最高点时抛了个女人出来，然后跌回了地面。当尘烟散去，只剩下一辆撞瘪的小型厢式货车侧翻在地，底盘正对着我。

我过了几秒钟才反应过来，自己刚刚目睹了一起车祸。我猛踩刹车停在了消防车道，推开车门朝那辆小厢货跑去。公路和隔离带上散落着车内乘客的生活用品：一块裂开的 DVD 播放器（固定在轿车座椅后面的那种），一个破旧的恐龙玩偶，一只粉色的枕头半浸在薄薄一层越来越大的棕色液体中，还有一包未开封的熟食肉切片。我径直从它们边上跑过。

对面车道上的轿车也都开始减速停车。有五六个人跑过宽宽的隔离带，一路上越过草坪、树木和贯穿其间的排水沟，但他们离事故现场至少还有 30 秒的脚程。

我远抢在其他人之前到达了现场。只见驾驶座上瘫坐着一名男子，他右边的耳朵整个耷拉了下来，只有耳垂那里还连着一点。鲜红的血液从他脖子上的一处开放伤口汩汩涌出，顺着侧脸一波波地淌下。有人帮我把他拖出车子，放到几米外的草地上。我忘记我们是怎么拖他出来的了，但是记得他的血蹭在我的侧脸上是怎样一种温热的感觉。我压住他脖子侧边，猜他是因为颈动脉破裂而在大量失血。其他人又拖出了两名伤者，也放到了我们旁边。我跨坐到男人身上，用力按住伤口。他疼得叫了出来。很快，我的指缝里就只有静脉血渗出了。他还有呼吸，但眼皮已经垂了下来，眼球在眼皮下不停乱转。

我抬头看见一名幼儿，她一头长长的金发，脸上有划伤，但意识清醒，正倚在一名中年女子怀里哭着。

"她没事吧？"我向这名站在跟前的女子大声问道。

"在安全座椅里找到的！"她一边轻摇小孩一边喊着回答。

我本能地伸手去摸孩子的颈部，如果有台阶状的移位就说明脊椎骨折了。但是她能运动，神志也清醒，我的检查不会有多少意义。我依然伸手过去，没有摸出问题，反倒在她的脖子后面留下了一大片血手印。

"她就交给我吧。"女子说道，"你照顾其他人。"她从现场走开一两米，转身面向了太阳。她身上穿着刷手服，还挂着名牌，我于是想她也是某类医务工作者，正要起早去当地一所医院上班，或是刚结束夜班正要回家。

我望向一名穿着短袖格子衬衫的男子。

"你，"我冲他喊道，"过来帮我压住这儿，"边说边将他的手拉到男人颈部，"就这么用力，"同时用自己的手示意用多大的力，"要让他的脖子正着，无论如何不能歪。"

我又对他身边的女人说："你帮我把他这条腿尽量摆直，再按住这儿。"说着，我把他原本弯成不自然90度的腿拉平，把它搬回它自己那边。伤者发出短暂的痛呼，接着就没声了。"他如果醒过来就跟他说话，让他平静下来。"我说。

受伤男子身边还躺着一名少女，有两个人正把她压在地上不让她乱动，她挣扎着想摆脱，一边又叫又哭。

我蹲到她面前，喊道："我给你做个检查！"她气色很好，浑身没有一处不对，显然也有呼吸，颈部摸着也正常。也不痛，她告诉我。

"让她起来吧。"我说，"她这样挣扎伤得更重。"

他们放手，她哭着坐了起来。

"你，"我对一个20多岁、穿扎染大花T恤的小伙儿说，"陪着她，跟她说话。"

最后一名伤者就完全不同了。我猜她是家里的妻子和母亲，正是车子在空中翻滚时被抛出来的那一个。她的皮肤和嘴唇都是深蓝色，呼吸又短又浅，更像是在捯气。这不像出血那么简单，不是按住伤口就可以的，我心想。在手术室里我们可以给她建立气道并通气、控制出血，但眼下的环境和手术室相差太远。我平时工作时，有负责麻醉的医护，有巡回护士或手术技术员给我递上近乎完美的无菌专用器械，遇到一些困难病例时有显微镜可看，关闭切口时还可以听音乐；这一切，这里都没有。这里甚至不同于乱作一团的急诊部，那里的病人送来时往往已插好管子，我们要做的只是迅速送他们去做CT或进手术室。

"你怎么还不救她？！"少女在耳边的尖叫打断了我的思绪。

我把耳朵贴到女性伤者的胸口上，右侧一点声音也没有。很可能是张力性气胸或血胸：前一种是肺部受伤，空气漏进了肺部和胸壁间的空当；后一种是胸腔内的一根大血管遭割断，导致肺被一个巨大的血块挤到了一边。这时用针或某种器械扎穿胸壁，就能为她缓解心肺压力，能至少暂时救她一命。如果是气胸，那么，放出积气就能为她恢复呼吸，重启含氧血的循环。而如果是大血管破裂造成血液淤积，她很快会因失血而死。反正标准的做法是先减压，如果猜对了能救伤者一命，猜错了固然会造成死亡，但伤者本来就不可能活过那样的重伤。

眼下的难题是，我只穿了长袖运动衫和运动裤，身边没有任何医疗设备，无法为她减压。我有几个朋友是创伤外科医师，他们的车上总会备一根超粗静脉针头，就是为了在这种时候用。我想起我车顶上那辆铁人三项自行车的坐垫下有一套六角扳手。我叫了一个人去替我拿来，心想我很快就需要在她腋下一掌的位置刺穿胸壁了。创伤科的人是往哪里插胸管的来着？我上次在创伤科实习已经是十多年前了。这次大事不妙，我心说。

就在这时，我听见由远及近传来了救护车的鸣笛声。我要向各位坦白：当你置身户外，听见有救护车鸣笛驶近，并且知道它是为你而来，是来帮你的，这时，那声音真是格外甜美——尤其当你穿一件长袖运动衫置身户外，眼前只有一套多功能单车工具和两名奄奄一息的伤员的时候。这位母亲的心率很快，我想数清它十秒内的心跳然后乘以六，发现很难做到。我浑身已经被汗水浸透，眼镜上也蒙了一层雾气，但我仍然看出，她的出血主要是因为擦伤或叫"路疹"，量只有很少一点。但要是不给她的胸腔减压，她无疑会很快死亡。

救护车停下后，我起身小跑着经过几位伤员，每一位的身边现在都有两三个人照看。周围仍显得那样混乱。怀抱幼儿的那名妇女也在附近，眼下正平静地走向救护车。

我刚看到一名急救医士就冲他喊道："我是外科医生。现场有中年女性一名，从车内弹出，呼吸浅快，右胸无呼吸音。我认为她是张力性气胸，需要减压、插胸管。她的伤势最重。"

这第一位急救医俯身用听诊器听她的胸口，然后向第二名急救医打了个手势，后者正从救护车后车厢推着一架轮床出来。

"右侧张力性气胸。"他喊道，"口唇发绀。把她抬进救护车，马上给胸腔减压。然后给她插管。"

他又回头看向我。

"中年男性一名。"我接着说，"颈部深度裂伤，可能伤及颈动脉。我们正在按压止血，可见至少失血1升。一耳撕脱。右腿胫腓骨90度骨折，已摆正，未牵引。脉搏不明。

"青少年女性一名。"我继续道，"有擦伤和瘀伤，无法安抚，正在现场走动。"我指向花T恤小伙儿，他仍陪在女孩身边，与她并肩走着，尽可能安慰着她。

急救队长又派出两支推轮床的小队，然后看着我，右眉挑着。我们听见远处有医疗直升机在向这里飞近。

"还有一个。"我说,"女性幼儿,在安全座椅中发现。已触诊颈部,不久前全身皆有动作。"我指了指怀抱幼儿的妇女,她正把孩子交给救护车旁的一名急救医。

"这车祸来得太突然了,太他妈突然了。你们这一行到底是怎么干下来的?"我问急救医队长。

队长在答话前先顿了顿,露出片刻的微笑,然后大声喊叫,盖过不远处直升机降落的噪音:"大夫,你要不要去开飞机?"

女伤者在救护车里迅速获得了肺部减压,随后被直升机直接送往最近的Ⅰ级创伤中心。那位父亲被送上另一架直升机,颈部受伤一侧按了一大块干净的加压敷料,头部由一名急救医扶住。两个孩子乘上地面救护车,躺上各式担架,套好颈托,送去最近的医院按规程作快速评估,然后再转到45分钟车程外的儿童医院。

救护车和抢险卡车沿应急车道驶回当地的急救中心,此时我抬起头,看见两个方向的车子都排起了长龙。其中一些向西行驶的轿车顶上驮着自行车。我意识到它们中许多驶过我身边的,也是去参加我那场比赛的。

我向着我在路边的车走去,见两人驾着一辆卡车,穿着铁人三项的服装,两辆自行车挂在车尾,正排队在一条车道上缓慢前行。他们盯着我,有些迟疑地摇下了车窗。我顿时明白自己正浑身浴血:鲜血沾染了我的双手、两臂、运动衫,一直染到运动裤正面。

"看来你今天够忙的。"开车的司机对我说。

"我看来要赶不上比赛了。"我边说边在运动裤上擦手。

"开始塞车的时候我们给主办方打了电话。"副驾上的乘客探身过来说,"他们知道发生了大事故,说会推迟45分钟开赛。"

"等你们到那儿,要他们再推迟15分钟吧,"我说,"15分钟就行。"

我终于赶到了比赛起点,他们真的为我推迟了发令枪。我骑着自行车来到换项区,脱下血衣血裤,然后把比赛包里的东西统统倒出来,在我的指定位置堆成一堆。排着队等待计时开始的选手中间,响起了零星的掌声。我取出我的泳镜泳帽,跑步到达比赛起点。我顾不上检查自行车胎的压力,也没顾上在左脚的鞋里放能量胶,或是把太阳镜放进自行车头盔。我在水里的开局还是挺不错的,游过最后的浮标时,我保住了自己的排位,还超越了几名对手。到自行车赛段,我开始没劲儿,体内的肾上腺素每一点都耗尽了。我甚至无法在换项区里找到自己的位置,光是找地方就浪费了近一分钟。我在过道里来回奔跑,在数百堆看起来差不多的东西里找我的跑鞋和装备,这时,一开始为我鼓掌的人们又为我指起了路。

整场比赛,我始终在思索野外急救和院内是多么不同:这么粗糙、混乱、血腥,又这么有人味。尖叫、口水、砂石、草叶,等等,全都混到一起。在野外急救,当机立断的决定是惯例,在手术室里这却是例外。我的老天,我心想,我可是为儿童摘除脑瘤的人，为什么到了野外会如此慌乱？我感到自己对创伤的想法发生了巨变。我以后有什么资格指责第一急救人，说他没有在一团乱麻中把脖子摆正、给拉直的腿上夹板或是漏诊了急腹症？我自己，呵呵，连一套完整的神经系统检查也没做，不过是这里看看那里摸摸。今天清早留下的想法和疑惑一波一波地冲刷着我。我做对了吗？那一家人都救活了吗？我说什么也想看到圆满结局。

我在长跑段一开始喝了太多水、腿抽筋了，然后在 3 英里折返跑时又扭伤了脚踝。我在赛道上坐下，用别人放在补水站里的强力胶带把脚踝缠好，继续一颠一颠地慢跑，最后一个跑过终点线，彻底垫底了。我甚至不记得自己用了多少时间。我好像看见他们把部分计时毯都收起来了。我跑出了自己在这个距离上的最差成绩。

在颁奖仪式结束、赛后食品也吃完之后，我又用了很久才收拾好散落在换项区的装备，然后撑着自行车把立一瘸一拐地徐徐走向我的轿车。主办方正在卷起临时性的橙色塑料围网和终点线后面的旗子。许多较早冲线的选手已经驱车离开了停车场。不远处，一组急救医务人员正将没有用过的医疗设备装上大救护车。根据赛程规定，每场比赛至少要有一辆救护车或一支消防医疗队在现场驻守，以防中途有人受伤，或某个参赛者因为用力过度而出现心脏问题。我走到他们打包的地方，速速一瞥，看见一部空白干净的轮床正被推上救护车。

"你们听说今天清早州际公路上那场车祸了吗？"我向靠我最近的那名急救医问道。

"嗯，"他点点头，"一家四口，四个人全都救活了。"

听到这话，我感觉耳朵里涌上一股热血。我在自行车上倚了几秒，等待血涌退去。太阳已经贴近了湖面正上方，白天的热气笼罩着我们。

"今天赛得不错吧？"他边问边关上救护车的后门。

"是啊，好极了。"我微笑着回答，转身走向我的轿车，"我拿了最后一名。"

10
看一次，做一次，教一次

时间是 2016 年秋。我在澳大利亚的布里斯班，戴着配头灯的一体式手术放大镜站在无菌区旁，等待为子宫内的一个胎儿开刀，这是这个大洲第一次开展这种了不起却有风险的手术。站在我身边的是马丁·伍德（Martin Wood），我在澳洲的小儿神经外科同行，36 小时前我刚刚和他认识。我们俩都抱着胳膊。马丁正在显示器上观看子宫露出亮晶晶的表面，而我俯视地板，在脑子里过上一遍即将开始的手术流程，并为我们要负责的手术环节自我鼓劲。

在我看来，任何手术中最难的就是这个时刻：最后的等待。这时你已经反复想过了手术流程的每个环节，除了动手再没有什么可做。当你全神贯注、准备得如此停当的时候，焦虑值会升到最高，仿佛你攀上了一道绝壁正在徘徊，已经鼓足勇气准备跃入下方的深渊，但又要这么等着。而当你终于动手的那一刻，这股焦虑，却会直接消散。你专注地执行一步，接着又一步，同时努力应对突如其来、出乎意料的问题。今天的气氛当然格外紧张，因为这是这个国家的第一例。但是今天又和其他日子并无不同，我们的信号依然是外科吻合器启动的声音，届时母胎外科医师将打开子宫壁、露出胎儿，然后给他转一个身，将脊髓暴露在我们眼前。

今天手术室里的人数比我习惯的多了许多。说老实话，我从不喜欢别人看着我动手术。我感觉自己俨然在接受批判，好像无论受过或没受过外科训练的，人人都觉得能比我做得更好。一等到手术结束，我就会认识到这种想法的荒谬：其实刚才的手术非常成功，或者突发事件得到了妥善处理。我觉得，全世界大概就我一个外科医生喜欢在隐秘的房间里做手术，团队越小越好，等一切办妥后和家属庆祝一下，再安静地走开。而随着我的职业生涯不断延长，这个愿望也越发不可能实现了。

今天，来自地球两侧的两支团队聚到一起开展这台手术，它的全称叫"子宫内脊髓脊膜膨出闭合术"，或者换一个不那么医学的说法，就是为子宫内仍在发育的胎儿开刀，以修补他那发育不良、暴露在外的脊髓，治好这一脊柱裂的典型表现。手术室里，混合着焦虑和兴奋的情绪弥漫在每个人身边。为了促成这台手术，有100多人贡献了力量，其中有筹资将我们送到澳大利亚的人，有当天庞大的手术团队，当然还有那对答应冒险一试的勇敢的澳大利亚夫妇。手术定在周日进行，这一天手

术室里没那么忙，大家都能专心于这一台。相邻的几间手术室
也都设好了闭路视频，摆出一排排座椅，里面坐满了医院的员
工，包括医生、护士、辅助人员，还有任何一个想来见证这一
创造澳洲医疗史的事件的人。

　　蓦地，吻合器"咔嗒"一声，子宫壁打开了。

　　我看向马丁点了点头，我们双双走到刷手槽边刷手。

　　我今天会来这里，是因为我们范德比尔特胎儿中心的手术
团队受到邀请，来布里斯班帮助一个新近受到委托的团队开展
这个国家的第一台子宫内脊柱裂修复手术。脊柱裂是一个存在
已久的代谢问题：一部分孕妇叶酸分泌不足，影响了胎儿的脊
髓发育。正因为如此，几年前面包里才加入了叶酸。如果女性
在怀孕初期，包括在还不知道自己怀孕之前的那段短暂的时间
出现叶酸不足，那么胎儿的椎管接近臀部的地方在发育中就不
能完全闭合，受此影响的那段椎管会始终暴露在外，不仅如此，
受影响区域的神经也都无法工作。胎儿的腿部和肌肉仍会形成，
甚至会长出外表正常的神经，但没了有效的脊髓，它们都将形
同虚设。在人们发现胚胎手术有效之前，脊柱裂只能在婴儿出
生后几天内开展手术治疗，医生将暴露的脊髓与周围的皮肤分
开，再将肌肉、脂肪、皮肤等层覆盖其上。大部分婴儿会在术
后出现脑积水。他们还会行走困难或干脆无法行走，大小便不
能自控，脊椎显著畸形而使身体羸弱，需要再做手术来纠正，
另外还有许多其他的发育障碍。一直到 20 世纪中叶，在医学充

分进步之后，这些孩子才得以发育为成人，不会半路因为脑积水或肾衰竭而夭折。

这里必须再深入说明一下脑积水和置入分流管对这些病人的影响。分流管其实就是一根小管子，有一个调节压力或流量的阀门，把它埋入皮肤，就能将膨大的脑室分泌的后备脑脊液分流出来，注入腹腔，使它们重新为身体所吸收。分流管如果正常工作能起到很好的效果，但患儿父母和小儿神经外科医生（还有急诊科医生）都知道，它们也可以很娇气。有时这种娇气会导致头痛缓缓进展，最终将病人送入当地医院的急诊部或手术室，有的孩子甚至会在夜间遇到急性分流故障，再也无法醒来——好在这是罕见情况。持续地意识到痛苦和灾祸的存在，加上缺乏运动也对健康有不利影响，这些都会使患儿的寿命预期随时间越降越低。

在 21 世纪即将来临之际，一些外科医师和胚胎专家开始思考用别的法子帮助这些患儿，或许可以抢在分娩之前采取行动来改善预后？开展动物研究和早期人类胚胎干预的，主要有两家中心：费城儿童医院和范德比尔特大学。二者经独立研究，都提出了在分娩之前，当胎儿仍处在关键发育阶段中，尝试在子宫内修复脊髓的思路。此前已经有研究指出，宫内环境对暴露的脊髓有毒，因为胎粪和胎儿排出的其他废料会不断堆积，造成瘢痕并损伤神经，研究认为这会进一步破坏脊髓的功能。而停止脊髓液在缺损处的泄漏，似乎还能减少脑积水的形成。

虽然（目前还）不可能在妊娠的最初几周之内、畸形刚刚出现时就加以干预，但为暴露所造成的损伤止损，并减少脊髓液在羊水中的流失，或许仍可以带来功能上的改善。

初步的试验结果很有希望。但一大缺点是有早产的风险，即造成胎儿在足月之前降生。而早产又会增加多种器官系统的风险，影响新生儿的肺、消化系统、脑和一系列其他组织。那么在何种情况下，早产的风险会超过对发育中的胎儿进行手术的收益？就在北美的数家中心准备开展胎儿手术，但尚无明确数据表示手术的收益大于风险时，美国国家卫生研究院（NIH）插手了。NIH 暂不许任何新的中心开展这项手术。只有最初的两家中心，费城儿童医院和范德比尔特，再加上加州大学旧金山分校一家，可以继续开展，且须有设计良好的研究为前提。另外，在胚胎手术之余还必须开展产后手术（即传统的出生后手术），在被试人选、随机分配、手术流程及考察效果等方面，都须严守指导方针。最后还必须对试验结果进行计算和公布。

范德比尔特的小儿神经外科医师诺埃尔·图利潘（Noel Tulipan）是个安静的男人，个性低调又锲而不舍，他是范德比尔特一支两人团队中的一员，早年就致力于发明一种可行的胎儿手术。他和母胎医学专家约瑟夫·布鲁纳（Joseph Bruner）一起做了大量临床前研究，并参与了在范德比尔特开展的每一台手术。另外两家中心也有这样的标准化团队及手术流程，以确保研究的一致性。试验进行了一年又一年。许多家长希望接受胎儿手术，但因为缺乏明确数据，接受手术的唯一方法就是报名参加试验，试验的名称是"MOMS"——"脊髓脊膜膨出研究管理"，被试将被随机分配接受胎儿手术或产后手术，对于每位患者，分到任何一组的概率都是相同的。

范德比尔特在我来之前很久就开始了MOMS。但后来这项研究被迫中止，不是因为手术引起了并发症，而是因为胎儿手术的收益太大了。当被试招募进行到最后阶段时，已经有充分的结果表明，继续将他们分成两组是不道德的。但凡符合条件的母亲和胎儿，都应该接受胎儿手术，不应再随机分配去接受产后闭合术。当MOMS的结果在《新英格兰医学杂志》上高调公布之后，NIH终于解除禁令，让其他中心也能开展这项手术。于是，北美洲的数十支团队前来范德比尔特和另外两家中心，向这三支胎儿团队取经。就是在这样的氛围中，我加入了范德比尔特的团队。他们招我进去，是为了创立一个小儿神经外科分部。当时诺埃尔已临近退休，他们希望我最终能接替他在胎儿手术项目中的位置。于我而言，这应该说是一片有趣的新天地，很值得探索，还能让我增添一项手术新技能。我那时并不知道，诺埃尔已经复发了癌症，正在接受一种实验性治疗，恐已时日无多。

参与第一例手术时，我刷手做了诺埃尔的辅助。这是典型的外科医生精进流程：看一次，做一次，再教一次。虽然我此前已经做过数百台产后闭合术，但在胎儿身上开刀却是前所未

有的体验。范德比尔特在这方面的团队非常紧密，由母胎外科
医师凯莉·本内特（Kelly Bennett）率领，当时我还不是其中
的一分子。他们对我有些提防，这是显然的。当时，诺埃尔在
他职业生涯中为脊柱裂而做的胎儿手术超过任何人，我以前曾
对他打趣说应该超过已知银河系中的任何人了。我显然不是他。
融入这个团队需要时间。

　　后来没过多久，诺埃尔又接到了一个病例。轮到我"做一次"
了。这次换他辅助我。一个处于妊娠第 23 周的胎儿，身体组织
与成人截然不同，在他身上做手术就像在缝合湿纸巾。动作稍
有错误，就会撕开脆弱的皮肤。手术期间，我禁不住时时发问：
"像这样对吧，诺埃尔？"或者："你觉得这个针脚怎么样，诺埃
尔？"我想是这台手术的重要性使我稍稍退回了临床生涯中更
早的自己，变得不那么自信、更需要前辈的认可了。好在结果
就像之前的那一台，一切都很顺利。

　　很快又来了一个病例，这次换成住院医师刷手辅助我，诺
埃尔在一旁观战——由我来"教一次"——诺埃尔的任务就这
么完成了。在不久后的退休派对上，他因为推进胎儿手术获得
了表彰，他的履历就是他将这种手术执意化为现实的明证。整
个中心的伙伴，护士和同行，都来派对上向他的外科造诣和职
业创新致敬。几个月后，诺埃尔死了，还有一年才到 65 岁。他
的家人举行了一场安静的葬礼，我们的团队为他的去世致哀。
他直到最后都在对自己的病保密。他留下的事业将由我来继承。

这种手术，他做过的次数超过世界上的任何人，而当时的我才只做过几台。

几个月后，我终于获得了团队的信任。我们在胎儿手术领域共同发表了几篇关键论文，渐渐地，他们也开始在手术室里相信我的判断和手术技能了。我觉得我们似乎接住了诺埃尔的遗产。我们中心不断有人来访问，包括我认识的许多小儿神经外科医师，都来观摩和学习这项技法。自 MOMS 试验以后，诺埃尔逐渐改进出了一个更加顺畅的手术流程，缩短了闭合环节的时间。我感觉周围人对我的审视也不再像一开始那么严格了。来访学的小儿神外医师大多已经掌握了在产后修复脊髓脊膜膨出的一套技能，他们一旦适应更小的尺寸和更脆弱的组织，很快就能学会胎儿手术的方法。这些外来团队一般还包含一位母胎专家和一位专攻产科麻醉的麻醉医师，他们来主要是为了学习如何打开子宫。打开一位孕母的完好子宫，并不是产科住院培训的标准内容。我们在之前发表的一篇论文中指出，使用范德比尔特团队的领头人凯莉·本内特发明的技术，就能降低早产的概率。凯莉是数年前从约瑟夫·布鲁纳手中接过的这个职位，布鲁纳本人则去了另一家机构。我们这支新团队渐渐走上了正轨。来自全国甚至全世界的各组人马纷纷前来访学。

然后就有了这个澳大利亚打来的电话。这次，布里斯班的这一组人（他们数月前曾来访问）想邀请我们的整个手术团队，七个人全部过去，和他们在手术室里组成一队。这当然不是一个常见的要求。不仅如此，这台手术还被排到了三周以后，因为病人当天刚转给他们团队，而我们七个人都需要签证、临时行医执照，要空出自己的工作日程，还必须满足几项苛刻的要求，这些事我们在同意去布里斯班的时候只模糊地想到了一下。我们必须开足马力才能做好所有准备，多亏了我们的行政助理，我们很快就集齐了去澳大利亚做医学访问所需的文件。

我们一行人包括我和六位同事：领队是凯莉·本内特，母胎外科医师；斯特凡·布朗（Stephane Braun）来自整形外科，她将在手术的好几个阶段提供辅助；麻醉科的雷·帕斯卡尔（Ray Paschall），任务是"送气"——考虑到胎儿是安坐于胎盘屏障之后的，这说着容易做起来难。雷在 MOMS 开始之前就加入了胎儿脊柱裂项目，是初始团队的两位元老之一。另一位随行的是小儿心内科医师安·卡瓦诺-麦休（Ann Kavanaugh–McHugh），她将在术中用超声心动图实时监测胎心。我们将借用她训练有素的眼睛，发现胎儿窘迫的早期征兆，这对于麻醉及负责手术的团队都非常要紧，能使他们快速反应以纠正错误。最后两位是艾丽西亚·克拉姆（Alicia Crum）和梅利萨·布罗伊尔斯（Melissa Broyles），她们虽不是医生，却也扮演着关键角色。艾丽西亚在临床上负责绝大多数的胎儿超声，特别是在手术室内负责监测胎心回声。她刷手完毕后会站在我左边，持一根无菌超声探头放到子宫壁上，工作中我们常常把胳膊肘撞在一起或是四臂交缠。梅利萨是洗手护士，在范德比尔特主手术室工作，也服务于普外科和泌尿科，在洗手护士中，她对这些手术参与最深，对工作热情十足。这两名女性都很受器重，我们要安排胎儿手术就非得有她们不可，无论在国内还是在地球的另一边。

乘上飞往香港的飞机时，我感觉自己有点像是个冒牌货。我并没有将这个领域的发展当作自己的毕生事业，加入的时间也很晚，但现在却忝列其中。我一直以来都迷恋早期太空计划，在飞行途中也不经意选中了电影《阿波罗13号》观看。这当然使我产生了一种不可动摇的感觉，好像自己就是那个在阿波罗13号发射之前，顶替了肯·马丁利的著名宇航员杰克·斯威格特。[*]

我们到达香港时航班晚点，于是变更路线，再经悉尼飞到布里斯班。澳大利亚健康从业人员监管局（Ahpra）的成员正在他们的会议室里，守在扬声电话旁等候我们到来，他们今天特地为了这个历史性时刻而集合，好为我们颁发澳大利亚的临时行医执照。经过30小时的行程，我们拖着行李坐上车子驶向他们的总部。我们事先得知要带上我们所有的学位证明、行医执照和医学会成员证明的原件或公证副本。这次会面的一个亮点，是看着安这位资深小儿心内科医师暨四名成人的母亲，取出了仍卷成一卷的大学文凭和研究生学位证书，向那些官员出示。

一名女性官员一脸惊讶，把它们像古卷似的一一展开，然

---

[*]　《阿波罗13号》（*Apollo 13*）据1970年真实事件改编。斯威格特（Jack Swigert）因指令舱驾驶员马丁利（Ken Mattingly）感染风疹而临阵代之执行任务，并将中途严重受损的飞船带回地球，不辱使命。

后伸直手臂，如旧时的街头公告员一般将它们举到眼前。安则在一旁说道："呵，我宁愿在办公室里放家人的照片也不放这些无聊玩意儿。我家阁楼上有一堆这种东西。"这使我立即反思起了自己办公室墙上的那些无聊玩意儿：它们只有我看了会激动，别人都无动于衷。

很快我们就获得了批准放行，大家虽然精疲力尽，却还不能上床休息，而是去和此行的主人会面，在一场为欢迎我们而设的晚宴上与澳洲的同仁两两配对。在喝下一杯餐前咖啡后，我在他们的小儿神经外科医师马丁对面落了座。他和我一样孩子还不大，妻子也是医生。我们在差不多的时候完成培训，在彼此身上发现了许多共同点。我强打精神听着席间的谈话，尽可能不让自己睡着。马丁这人相当风趣，我很快喜欢上了他，自己也努力回想那些"在密西西比长大"的老掉牙故事。我记得一边心说"我也是个风趣的人啊"，一边等着甜品，就在椅子上睡着了。

第二天从早上 8 点开始。先来一次演习。手术室里进了 30 多人，两支团队一起，一步一步地完成了演习的每一个环节。在四小时内，我们将自己的集体知识和经验传授给了他们团队。他们则告诉了我们澳大利亚手术室内的特有文化。比如有几种器械的名称与我们不同，还有一些护士的头衔有异，澳洲人把他们的巡回护士叫"侦查员"（scout）。（对，我回美国后又试着叫了一次，就再也没试第二次。）现在回想，这次演习相当关键，就像飞行员要在飞行模拟器上训练，标准和紧急状况都要练到。在从头至尾操练几次，甚至模拟了一次意外的胎盘过早剥离分娩之后，我们都觉得他们已经掌握好技术，可以准备开刀了。接着，我们又走出了关键的一步：去见了病人和她丈夫。

不像我们在美国会诊的许多家庭，他们家只来了夫妇两个。没有其他家属围在会议桌旁发表意见。他们坐得离彼此很近，准妈妈披着一条松松的围巾，妊娠显然即将进入晚期，一条彩色长裙已经遮不住隆起的肚子。我们进去时，她丈夫正握着她的手，要递水给她喝。两人都对他们的决定充满自信，正是这些决定将他们带到了现在这个地方。我注意到桌上没放纸巾盒——流着眼泪艰难抉择的时候已经过去了。他们都已经十分了解我们提议的治疗方案背后的成败数据，并对我们最后的手术建议感到舒适和满意。对话进行了 30 分钟左右。结束后，我们起身离开时，我见丈夫把头转向妻子，他们闭上眼睛，四手相握。门在我们身后关上。

第二天大家都起了个大早。手术定于早上 7 点开始，这意味着包括麻醉团队在内的手术成员以及病人，都要提前几个小时开始准备。马丁和我在我们到达后的 36 小时内，迅速结成了友谊。有一件事对我们两支团队都很重要：不能让美国人飞过来自个儿做完手术然后走人。我们跨过半个地球可不是为了这个。而是，当我们离开时，马丁和他的团队要能够独立完成这样一台手术，很可能还要去教授这个大洲的其他团队。

　　要传授大量信息，你可以喝着咖啡聊天，在一块白板上写
写画画，参加几次演练，或是在集体访问时参观手术，但我从
来没参加过像现在这样的活动：两支团队为了一台手术彻底融
合，在手术中结成默契的伙伴，结束后再散伙。坦白说，这里
头有相当的风险。对于那个未出生孩子的风险——宫内脊柱裂
闭合术是唯一一种对非致命疾病开展的胎儿手术。实际上，切
实的胎儿手术适应证是很少的。针对其他胎儿缺陷的手术类型
也出现过，又都消失了，每一种的风险都超过了收益。但是多
亏 NIH 和 MOMS 的所有参与者，今天这台手术，值得为孩子
将来的福利冒一冒早产的风险。而今天要是失败了，影响的将
不只是这个胎儿和这位母亲，而是对这块大陆上每一个可能从
这种手术中获益的孩子都将是一场灾难，因为失败必将导致胎
儿死亡或并发症，而这会招来指责和更严厉的审查。

　　好在今天，当我们两支团队像之前演练的那样配对合作，
手术中的每一步都开展得井然有序。梅利萨早上 4:30 就到了，
她和当地的两位护士一起布置复杂的器械托盘并监督后台消毒，
热忱一点不比在美国时少。雷和他的澳洲麻醉科同行一起准备
合适的静脉输液管，接着用他的特殊方法实施麻醉诱导和维持，
让子宫在术中松弛得恰到好处。当子宫逐渐暴露，艾丽西亚娴
熟地将无菌超声探头在穹隆状的子宫底上方滑动，将一幅健康
的胎儿及胎心画面传送给安，安收到画面，在角落里做好准备。
凯莉小心翼翼地引导她的母胎同行兼澳洲领队格伦进入子宫切

口，他们一路上将肌肉的损伤减到最小，一找到胎盘膜就迅速缝到子宫内壁上。

我和马丁站在一边候场时，未来几分钟的重要意义开始浮现出来——对这位母亲、这位父亲和他们未出生的胎儿，对格伦的团队以及这个大洲上所有可能在将来受这台手术影响的孩子们。我刚在内心开始预演最后一层的闭合操作，吻合器就"咔嗒"一声，提醒我们该上场了。

手术室静悄悄的，我们刷手后双手抬起，掌心向内，十指伸开，然后进去。我们双双戴着一体式手术放大镜，用来放大并照亮即将手术的区域。通常我们神经外科医师会用手术显微镜来实现这两个目的，那也确是优秀的装置，但是它太大太笨重，今天没地方放。我们风干双手、穿好手术衣并走向手术台，监护仪上传来母亲有节奏的心跳声。粉红色的子宫已经暴露，大小仿若一只篮球。之前紧绷在子宫上的腹部皮肤，现在在子宫下面堆了起来，腹部的切口周围铺着白色的无菌布料，也叫"海绵"，上面堆着黄色的脂肪。我一闪念，想到了四周有许多人正在参观我们，但随即屏蔽掉了这个念头。

和马丁走上前时，我向手术台周围的其他外科医师点头致意，希望能暂时舒缓一下明显的紧张情绪。我低头望向暴露的脊髓，它的大小仅相当于黏在一起的三粒米饭，正悬在一包薄薄的半透明组织上方，组织内是脊髓液。纤细的脊髓和神经根与周围的皮肤异常粘连在一起，我和马丁立即动手把它们分开。

完成这一步后，我们又将注意转向了皮肤本身。通常，将缺损部位两侧的皮肤在下方轻轻切开，就能将他们拉向中线，用正常皮肤盖住神经元组织。但在这里，缺损部位的两侧离得太远，无法这样操作。我和艾丽西亚在前一天做超声检查时就有这样的怀疑，但实际情形只有亲眼看到才能断定。这也确认了我们非来不可的第二个理由：一个 24 周大的胎儿，全身血量不足一罐汽水的 1/4，要在他背上关闭一处异常宽阔的缺损，只有我们才有这样的经验。为达到这个目的，我们还得在胎儿的胁腹上再开两个切口，使背部中线的组织变得足够松弛，能把胎儿的皮肤拉过来盖住缺损；同时这两片皮肤又不能拉得太紧，免得在分娩之前迸裂。

"斯特凡，"我叫着团队中的整形医师，"过来帮我一下。"

马丁朝边上稍稍移动，斯特凡轻轻挤了进来。这件事我们已经一起做过好几次。三人联手在胎儿胁腹加了两道切口，动作迅速。

这时凯莉探头过来，柔声提醒我们这台手术时间紧迫："时间不等人，小伙子们。"

我们的操作空间只有一只普通勺子大小。有一刻，安的声音在耳边响起：额外的切口稍稍增加了出血量，造成了心脏充血不足，心输出量略有降低，心率随之加快——这是胎儿窘迫的初步迹象。室内顿时鸦雀无声，情况之紧急只有我们七个人清楚，但我们依然在这片勺子大的地方继续着。过了一会儿，危机解除。皮瓣做成了。斯特凡让到一边，马丁重新站到我对面。中线两侧的皮肤现在松弛柔韧，用来完成修复绰绰有余。我们在皮下轻轻植入了一小块胶原材料，过一阵它将与被解放的脊髓周围的硬膜融为一体。洗手护士开始给我递持针器了，我示意马丁接下。他有条不紊地在胎儿背部缝合，针头每次只向前挪动 3 毫米，直至全部缝合修补区域。

"我宣布，"在他小心地给线头打结时，我说道，"澳洲本土第一例胎儿脊髓脊膜膨出闭合术完成，主刀者是一名澳洲外科医师。"我听见周围传来手套鼓出的闷响掌声，大家都在口罩之下长出了一口气。

凯莉走过来悄悄说了一句俏皮话："行了，大佬们，某些人可还得送我们回家呢。现在退下去给我们泡杯咖啡吧。"

接下来的几小时内，我们的病人醒了，和她丈夫聊了几句。我们也渐渐感到可以自豪一下了：自己干成了一桩大事。在一次复杂的手术成功之后，这种感觉油然而生，几乎盖过了其他一切情绪。那是轻松与惊奇的强烈结合，当我在手术室外的家属咨询室向如释重负的父母汇报手术结果，或是忙碌一天之后身处宁静的更衣室时，常有这种感觉。今天，在地球的另一边，看着短短几天之前刚刚认识的同行，以及完成这项壮举的四面环境（还顶着作息规律全被破坏的阴霾），这种感觉分外强烈。

那天下午，我们去看了一场精彩的职业澳式橄榄球赛——比赛规则我始终没有弄懂——后来又一同去吃了顿放松的晚餐。

一夜安睡后，翌日上午，医院召开了一场新闻发布会，几家主要新闻网都来参加了。许多记者都关心这是澳大利亚的第一台此类手术，还有它的风险。我依然很累，我们都是。连在场的澳洲人也感受到了过去几天来的压力。在讲台上，当有人问到手术风险时，我犯了一个口误。我本想说这次手术"在危险的边缘"，结果说的却是"在死亡的边缘"。不出一个小时，这句话就登上了澳洲各大新闻网站的头条（这让我的美国同伴们高兴，也让我懊恼）。但是随着报道在之后的几小时和几天内继续发酵，随着记者们明白了这件事的真正价值，人们不再耸动，而是开始关注这台手术的真正价值，关注病人，关注两支团队的合作，关注脊柱裂患儿以及能为减轻他们的负担做些什么。

每个胎儿病例都非同小可。看着生命在子宫内发育，即使是透过手术的窗口匆匆一瞥，也足以称奇。而能够及时干预病情、促成改变，并把"那扇窗"再关久一些，是极少数人才有机会去做的事，一想到这个我就充满敬畏。每次站在手术台前缝好最后几针时，我都会被一种惊奇之感所涤荡。我惊叹人类能有如此成就，而我竟能参与其中。这件事当然有其他人做得比我好。身为外科医生，你明白总有人比你更好一些、快一些，或是更擅长自我展现一些。随着我们将这台手术传授给越来越多的中心，我们自己的病例数下降了。但这是在 MOMS 启动之初就说好了的：这三家以外的其他中心都必须先停手；如果能证明 MOMS 成功（确实成功了），其他中心自然可以向这三家学习，并开展自己的项目。那么，一家中心每年最少要做几台胎儿脊柱裂手术？如何扩大手术的资质？又如何对手术本身做出改进？当我作为"专家组"的一员站在全国性会议的讲台上，或单独面对同行时，常有人问这些问题。我无法独自作答。凭我一个人做不到其中的任何事情。我更喜欢专注于惊奇时刻本身。就让下一代的外科医师去提出主张、找出答案并推动这个领域进步吧。我对自己在这场旅程中的角色已经满足。看一次，做一次，教一次。

11
与家属谈话

一般来说，小儿神经外科医师和患儿父母初次见面时的谈话，大概都是父母听过的关于他们孩子最坏的消息。"可是他一直都很健康……""她出生后没生过一天的病……""事情怎么会这样？"这一点在急诊部或小儿ICU里最为明显。往往，当我们开始自报家门是儿神外医生时，家长便激动起来，而你也很难直言相告，因为你知道从自己嘴里说出的大多是对他们极坏的消息——不是"最近同事对你的评价不甚理想"的坏法，而是"哪位行行好把我从这噩梦里摇醒"的坏法。

我还记得几年前在小儿ICU见到两岁的阿莉时的情景。她平躺在ICU的病床上一动不动，呼吸机"咝咝"地替她发出规则而平缓的呼吸声。阿莉原本十分健康，但有一天她妈妈发现她在后院玩耍时左腿有些乏力，程度倒非常非常轻。但没多久，她的左腿就完全不能动弹了。她们很快赶到了急诊部，并做了紧急脑成像，结果一家人无可阻挡地坠入了一场新的噩梦。

　　眼下护士们正围着她的床边来回忙碌，一会儿调节输液管，一会儿关掉监护仪偶尔发出的警报声。阿莉陷入了昏迷，只有最深的刺激才能激起她的反应。父母呆呆地站在她床头，握住女儿的小手，凝视着她，他们从未见过如此接近死亡的人。就在和他们会面前不久，我刚刚和两个人一起查看了她的脑部磁共振片，一个是我的住院医师，一个是海莉·万斯（Haley Vance），我的护理医师搭档，很了不起。我与她合作已有15年，她实在是我们团队如此成功的一大原因。我记得在走入房间前曾对他们两个说，从片子来看这孩子前景不妙，生存率大概顶多5%。我禁不住想到了即将到来的那场谈话会有多难。

　　阿莉的 MRI 显示她的脑干部位有大量出血，特别是在脑桥。正常脑组织受到由内向外的压迫，脑桥被血块挤得只剩下薄薄一圈，而血块很可能来自出血性海绵状血管畸形（CCM）。对于那里的狭小空间而言，这个血块堪称巨型。我到了职业生涯的这个阶段，都还从没见过脑的这个部位有这么大量的出血而病人依旧存活的。前面已详细说过，脑干体积很小，但功能众多。它的中心有个大血块，说明大事不妙。

　　阿莉还在成像仪里时，她的儿科医生就直接给她父母打了电话，传达了放射科医生在最初的影像上看到的东西。等磁共振做完后，阿莉被直接带回了小儿 ICU，我们团队在那里与她父母会面，了解了她最近的病史，给她做了检查，然后打给了我。

"你们好，我是韦伦斯大夫，这里的一名小儿神经外科医师。"我一边说着，一边走到床边为她检查，"很抱歉告诉两位：你们的女儿病情严重。我知道你们已经有所了解。她脑内有出血，是类似中风的情况，并且是在非常要紧的部位。"

"你能把它取出来吗？"孩子的爸爸问我。他看起来精疲力尽。他们夫妻俩都是。我可以想象他们昨晚没睡多少。"中风？她才两岁啊。你确定吗？"他像连珠炮似的不断发问。

我这是被迫在向这对父母确认他们已经知道或猜到的事实：他们的孩子生命垂危。说这些话前，我是停顿了一下的。在将要开口的前几秒里，我清楚地意识到他们的生活即将永远改变。没有一种可行的方法能既减轻他们的痛苦，又说出必须要说的话。我提醒自己，他们是这孩子的双亲，他们一直爱着她、关怀着她，必须让他们知道她怎么了。别说什么我不情愿告诉他们，也别说我在内心深处知道我自己也承受不了别人带给我这样的消息。必须让他们了解真相。这是我的工作。

"唔。"我回答说，"有些中风是因为血流不够，还有些是因为血流太多。"

"她能活下来吗？"她的妈妈问我。

"她的病情很重，我担心她可能撑不过去。"我说罢又停顿了片刻。

"但是她……"做母亲的抬头望着我说，"也有可能撑过去吧……"她的最后几个字越来越轻。

"是的。"我说，"机会永远都有。"

对这个问题我不再多说。

"那么她是中风喽？我还以为是脑瘤，"她父亲用手指揉着太阳穴说道，"有别人跟我说是脑瘤。"

"唔，我觉得不是那个。"我柔声回答，"在我看来这像是血管畸形。"向外行人描述病情是很难的。"畸形"这个词听起来太专业、太遥远，就像"X 光片上显示异常"或是"你的家人刚刚故去"。

"你说'畸形'是什么意思？"

"就是那里面聚集了一些异常的（哎'异常'这个破词）小血包，它们就像静脉，但会出血并在脑内造成重大问题。"我说，"就比如你们女儿遇到的这些问题。"

"这么说，不是癌症？"

"不，我认为不是癌症。"听我这么说，他们把对方拉得更近了，肩并着肩。

"谢谢你，大夫。"他们说。

"可我还什么都没做呢。实际上我现在也做不了什么，因为她病得太重了，以她的现况还进不了手术室，加上出血点在脑深部，我们只能等着看她活不活得下来，然后再……"这次轮到我连珠炮了。我语无伦次地向他们传达消息，就好像第一次说时他们没懂，我需要再把话讲讲明白。

她妈妈打断我说："大夫，我们阿莉是个小战士，她会好起来的。"说完她扭头望向女儿，显然不想再和我讨论下去了。她丈夫也点头附和。看来我该走了。

确实，在之后的几个月里，阿莉竟破天荒地稳定了下来。渐渐地，她开始好转。先是几周的住院康复，继而是门诊康复。畸形处的出血一直在被重新吸收，畸形本身也略有收缩。看此时的情形，她或许根本不需要手术。就连我也开始那么相信了。

然后，突然之间，她再次出血。这次不及上一次严重，但是病变又扩大了。她没有表现出像上次那样的神经症状，但这很可能是大难将至的迹象。如果最初的那种出血再来一次，她很难存活。现在放疗和化疗都不管用：研究显示放疗对这些类型的血管病变没有效果，化疗则是留给脑瘤专用的。接下来要么手术，要么顺其自然，"顺其自然"就是让她继续这样活着，并让她的父母知道她随时可能没命。

现在到了对要不要去手术室作抉择的时候了。像这样深埋于脑干的 CCM 是很难摘除的，特别是位于脑桥中的那些。要想到达病变处，我们必须从后脑进入。而要做到这一点，只有从第四脑室的底部贯穿过去，那里是神经外科的"无人之地"，是脑干中埋着一片重要的核和神经束的雷区。有一些 CCM 在靠近脑干两侧或前面的部位生长，要从这些方向接近它们，就必须用钻头将颅底打掉一部分才行。我曾经这样做过，往往钻孔比切除病变花的时间还长，但那种法子在这里全用不上。眼下的病变就在第四脑室底的下方，脑桥在这里被挤得最薄。我又遇到了那个问题：我们是该由着她再出第三次血，还是明知会付出代价也要径直将病变切除？我认为再出一次血她必死无疑，应当立即摘除。她父母也同意了。于是我们制订了手术方案。

第四脑室底形状怪异，看起来就像一只风筝，一只典型的菱形儿童风筝。它的上半部较小，藏在"小脑上脚"之下——小脑上脚有着房子顶楼斜墙那样的结构，携带着信号进出小脑，负责协调。位于所有这些结构上方的就是小脑本身，协调着身体的一切动作。第四脑室底的下半部被一丛长神经元与上半部分隔开，这丛神经元沿底的短轴横向分布，称为"髓纹"。这只风筝的纵向中线"骨架"是"正中沟"，分开了它的左右半边。它的下半部有几个关键的核，负责吞咽、呼吸、犯恶心、舌头的运动和觉醒水平。髓纹的正上方是一个叫"面神经丘"的凸块。在这里，来自脑桥深处的面神经向上延伸并绕过第六神经核，这个神经核负责眼睛的侧向运动。这是手术中的一个关键地标，直接损坏了这个区域，就会取消掉这一侧的面部运动和眼睛的侧向运动。而阿莉的这片雷区还被颅内出血挤到了两侧。通向这一病变的入路位于一小片区域中，它位于面神经丘上方 1 厘米，距小脑上脚壁 5 毫米。要摘除这样一处病变，就好比从一小只钥匙孔里取出一大只核桃。不同的是这只核桃充满血液，且它周围的一切都很重要，阿莉还想和周围世界交流的话绝少不了它们。

手术室里，她俯卧在手术台上，脑袋用一部类似台钳的工

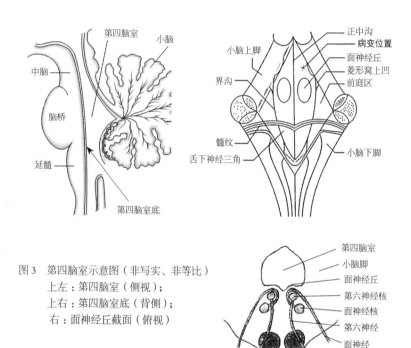

图3　第四脑室示意图（非写实、非等比）
　　上左：第四脑室（侧视）；
　　上右：第四脑室底（背侧）；
　　　右：面神经丘截面（俯视）

具夹住，好保持不动（是等病人完全麻醉后才夹上去的）。她的
后脑勺已经做好手术准备，铺好手术巾，皮肤也已沿中线切开。
我们分开上颈部肌肉，并暂时摘除了颇大的一块颅骨，这是为
了获得我们需要的角度，以便通过预定的开口将 CCM 取出。
等到打开硬脑膜，并将小脑的两个半球轻轻拉到两侧后，我们
立即将手术显微镜伸了进去。那只风筝在眼前一览无余。手术"正
片"开始，虽然从切开皮肤到现在已经过去了90分钟。为了弄

清该从哪里进入脑干（"进入"就是用一把微型尖刀切入），我们用一道微弱的电流刺激第四脑室底，直到我们埋在面部肌肉里的微型探针检测到一次抽动，这能告诉我们，面神经丘与神经束是在哪里穿过并离开脑桥、再从侧面穿入颞骨的。

接着，用微型尖刀一戳，我们刺破了第四脑室底，深蓝色的血液顿时从里面涌出，液化的淤血从刺破的洞口喷射出来。监测读数依然稳定。我们在这些静脉血包的内部开始下刀，谨慎地将它们一个一个摘除。随着我们的操作，她的心率开始大幅度摇摆。我们就停下动作让心率安定下来，然后继续。就这样周而复始：停下，再继续。我们留下内部的一根重要的充血静脉没动，如果弄坏了它，阿莉的中风只会加重。不知不觉，时间已在显微镜下流逝了五个小时，手术做完了。

我向下俯视，只见第四脑室底多了一条裂口，显然比一只钥匙孔大，病变的尺寸决定了它不能更小。我们做了这台手术，有可能没有再增添代价吗？我暗自希望是有可能的。这时疑惑也悄悄爬了上来。我们的决定正确吗？我念头一偏，飞到了一个我们儿神外医生不该去的地方。那不是内省，这是不能少的；那是自我怀疑，它只会在一台困难的手术中缚住你的手脚，而这台手术又是必须做的，做了才能止住出血、摘除肿瘤或是把孩子从绝境中拉回来。我定了定神，又在显微镜下工作了一小会儿。接着手术真的做完了，我们开始关闭切口，阿莉也走上了漫长的康复之路。

今天，改变她一生的事件已经过去了七年多，阿莉仍在继续康复。她已经回到学校与朋友相聚，但身子仍很虚弱。她说话磕磕绊绊，时而很慢。她行动起来也是一顿一顿的，要靠一架助行器才能走路。但是和昏迷且连着呼吸机的时候相比，她已经进步多了。从那时到今天之间，她还因为一次 CCM 的小型复发又接受了一次类似手术，这次复发出现在我们极力避免误伤的那根正常静脉后面。术后她又花了数月时间恢复，但她成功了，她再次走进了我的诊室，自己坐到了检查椅上。那之后，又有一小片将骨瓣固定在颅骨上的接骨板磨穿了她的皮肤。我们用一台 30 分钟的手术移除了它，她当天就回家了。阿莉对这个速度感到惊叹，她后来复诊的时候甚至问我，为什么之前的两台手术不让她也当天回家。但是几个月后，她开始遭遇缓慢的恶化，走路也更加乏力，说话也更不自如了。磁共振扫描显示她产生了脑积水。我们又做了一台叫"内镜下第三脑室造瘘术"的手术，术中没用分流管，而是从内部将阻塞的脑脊液引流出来。术后，她再次步入康复的轨道。可最近她又慢了下来，脑积水回来了。我们又行了造瘘术，她也再次恢复了。

我在最近一次门诊时对她母亲卡罗琳提到，我觉得她女儿的复原能力真是惊人。她在每次手术之后都能恢复起来，这股力量使我惊叹。在我自己为大腿和骨盆里的肌肉瘤接受治疗继而恢复时，我获得力量的方式就是回想她和她的复原力，以及其他我治疗过的病人。我被肿瘤的生存威胁打倒在地，这个小女孩面对相似的命运却能迎头直上。阿莉经历的艰难处境，是我们许多人一辈子也遇不上的。而她每次都能撑着助行器重新站起来、重新接受语言治疗并重返学校。

"她能做到这些，肯定有什么过人之处吧？"我向卡罗琳请教。见 9 岁的女儿受了这些苦仍坚持向前，是怎样一种感受？

"因为她只知道这些。"卡罗琳回答，"她还没生病的时候我们就相信她。她走路很早，咿呀学语也很早，那时别人听不明白她就会着急。她向来就很努力。而她两岁就开始出血了。到今天，这已经是她的日常。她所知道的生活就是这样的。她的整个人生就是一次接一次的康复。"

我看到阿莉在自己站起来，身子微微摇晃。她妈妈伸手想扶住她，但被她推开了。

"妈——妈。"她徐徐开口，但意思很明白：别来帮我。

"韦伦斯大夫。"卡罗琳略带尴尬地接着说道，"你还记得刚开始，我们第一次跟你见面的时候，你向我们解说阿莉的病情，而我们告诉你阿莉是个小战士吗？"

"我记得。"我说，"她那时候昏迷，还完全没有开始恢复。实际上对当时的你们来说，最艰难的日子还在后头呢。我一点也不知道该向你们透露多少实情，所以我基本没透露什么。"

"是啊，你隐瞒了许多，太明显了。"她说着哈哈一笑。

我也跟着她笑了。我虽然只出现在了几次最紧张的时刻，却仿佛和他们一家共同走过了漫长的一路。我们看着阿莉努力地走到诊室门口，又去大厅问护士要了一张卡通贴纸。她撑着助行器穿过门框，中间在大门上撞了一下，这显然不是她的本意。见状，卡罗琳和我一起大笑。然后，她抬头望向我，表情顿时变得严肃。我忽然看到了几年前她陪在阿莉床边的样子：她的手握着女儿的手，她的世界在周围崩裂。

"那天你做了一件事，我觉得你自己也没意识到，我们也从没跟你说起过。"

她停了下来，眼望着一度垂死的女儿"咔嗒咔嗒"地走向大厅去领贴纸。我也转过头面向卡罗琳。我在这些年里已经对她和她的家人产生了一股崇敬之情。我略略做了些心理建设，不知道她接着会说出什么话来。

"你或许认为你宣布的是我们这一生最坏的消息。但是那天夜里你走进来时，我们已经处在人生的谷底了。你说的话、做的事反而给了我们希望。从那以后，我们再也没有放走过这个希望。"

12
说起开飞机……

那是我在医学院的第二年。年关放假时，我的家人决定违背一次传统，离开那个舒适而熟悉的密西西比州的家，接受一个朋友的盛情邀请，去小开曼岛过一周放松的圣诞假。当时我们这个小家庭包括我的父母和两个姐姐。后来时间长了，姐姐们的丈夫、男友和即将成为我未婚妻的梅利萨，也纷纷加入了我们的生活和假日旅行。朋友保证，那地方有阳光，能冲浪，有海风，以及饱受严寒、渴望阳光的一群人所能想象的一切，听上去就像天堂。我们在小开曼岛上度过的那一周和朋友的保证完全相同，甚至更妙。至于他没有保证的，我们也没有一个人知道甚至料想得到的，却是去那儿途中的一些事。

我父亲在我出生前已经做了25年飞行员。他不仅15岁就拿了密西西比州的汽车驾照，还在那里考出了飞行执照。有一个故事我从出生起就听了无数遍，耳朵都起茧子了：他小时候在他父亲的干洗店里打工存够了钱，后来一拿到飞行执照就买了一架二手的"派珀小熊"*。那巩固了他对于天空的终身热爱，这份热爱支撑着他的生命，对此我们其他人没有一个能够真正理解，只是在他身边的时候，看过一点天空带给他的那种满足。

他念大学时进了飞行学院，后来又考入空中国民警卫队，之后他在 40 多年的飞行生涯中一路升迁，退休时已是少将军衔。在这中间，他曾将高性能战机用到极致，并在国民警卫队的例行周末训练和为期两周的拉练中，带领空运团队执行长途运输任务，有些任务过后，他会从远方带回奇特的礼物送人——比如那只日本鱼漂，还有一幅精致的印度屏风、好几只漂亮的厄瓜多尔风筝，等等，不一而足。

军事任务之外，周末凡是醒着的时候，他除了去公司或在家办公，还有一大部分时间分配给了其他飞行活动。他偶尔会开一架"塞斯纳 172"†去佛罗里达州的彭萨科拉附近看他母亲，我们中的一个（通常是我）会坐在他右侧的位子上伴飞。我记

---

* 派珀小熊（Piper Cub），派珀公司的一种小型单发上单翼飞机。"小熊"是 20 世纪 30—50 年代一个机型系列的昵称，其中 1938 年首飞的 J-3，以明黄色大为出挑，并用作主流的民航飞行员训练机，二战期间更是在做了型号、配色等改变后（昵称"蚱蜢"）执行多种战地支援任务；后续世代的小熊机一直制造到 1994 年（PA-18"超级小熊"）。派珀公司 2009 年起为文莱政府所有。

† 塞斯纳 172（Cessna 172），是塞斯纳公司的一种小型飞机，机型特征：单发、上单翼、二叶定距螺旋桨、前三点式起落架，1955 年首飞，1961 年起获得"天鹰"（Skyhawk）昵称，并生产至今。

得念小学时，他曾经在即将收起起落架时命令我背出乘法表，否则就不带我飞。我对 11、12 与其他数字的乘积*记得不太熟，于是他坐在我跟前，在柏油跑道上听着螺旋桨转动的声音考我，直到我背出整张乘法表才允许我登机。我们那个小小的老家有一条简易跑道，他时不时会去那边的机库走上一圈，巡视当地的飞机，或者去附近城市的市立机场，查看他公司的那架双引擎飞机，他一直很喜欢飞那一架。他自己出差时不肯雇飞行员，而总是想着能一举两得：在当公司总裁的同时，也累加一下飞行时长。

那次去小开曼岛度假之前，我曾经开一架"塞斯纳 152"，积累了 4.3 小时的正式飞行记录（就是说有教练作陪，且他不是我父亲）。那年夏天早些时候我上了飞行课，大抵因为之前陪父亲飞过很久，我很快掌握了起飞、无线电通信和设置航线（那时候还没有 GPS），接着就要学习如何正式在繁忙的跑道上而不是草地上降落了。总之，父亲决定要自己开飞机载我们四个飞小开曼岛，包括我和梅利萨。我们乘的是一架"派珀阿兹特克"（Piper Aztec）†，这是一款双引擎飞机，有个绰号叫"阿兹卡车"（Aztruck），因为它出了名地能大量运载，仪表却超级基本（不过父亲后来告诉我，它真正出大名，是因为常被用来往美国走

---

* 美国乘法表类似"九九"表，但是"十二—十二"表。
† 派珀阿兹特克（型号 PA-27）系双发下单翼飞机，1960 年首飞。

私大麻）。那天我坐在副驾驶位置，照例要完成一项十分累人的
任务：一个劲地报告"检查完毕"。

"襟翼。"……"检查完毕。"

"操纵杆解锁？"……"检查完毕。"

"混合燃料充足？"……"检查完毕。"

我曾在一次起飞前检查中报告了 75 次"检查完毕"。小时
候的我认定，他是故意给我添加了许多检查项目，好测试我是
否专心，要不就是为了敲打敲打我（当时我搞不清是什么道理，
现在当了外科医生，我就完全懂了）。

离开迈阿密之后，这趟耗时三个钟头、方向近乎正南的飞
行就只剩下一个亮点了：爬升到 8000 英尺，安全飞越古巴。说
来挺有意思，在古巴上空飞行，必须沿着几条预先划定的线路，
姑且称它们"高空公路"（highways）吧。不同的飞机必须在好
几个不同的海拔上飞行，彼此相距 500 或 1000 英尺高度。在
90 年代飞越古巴上空时，所有这些"高空公路"在地图上都始
于一点，这个点位于古巴主岛北端，与拉戈岛（Cayo Largo）隔
主岛相望。在这一点上，所有非古巴飞机都要升空到至少 8000
英尺的高度，以免进入古巴领空，并由此径直向南，一路上无
线电收到的信号还都是古巴人的喧闹聊天，等飞至古巴岛南海
岸，越过拉戈岛之后，再降回原定高度。在安全飞越这个岛国
之后，我们驾着阿兹特克飞向大开曼岛（我们航线上的下一站），
并启动了自动飞行模式。

就在我们即将飞到那最后一个古巴地标和大开曼岛的中点时，我父亲在电池电量表上敲打起来，就是咱们大家在知道自家轿车的油箱表肯定出了差错的时候，敲打它的那副架势。这块仪表会详细显示电池的充放电情况。当你关着引擎、在地面预热飞机，或者是在低空以低速飞行时，电池会放电。而飞机处于其他任何情况时，电池都应该在充电，至少不会放电。直到这架阿兹特克的自动驾驶停掉了，我才意识到，电池真的要耗尽了。就在我父亲通过无线电向哈瓦那报告我们的故障时，导航失灵，无线电也断了，我们彻底没了电。

不用说，这自然不是眼下最理想的处境。另外三名乘客，梅利萨、我姐姐伊芙和她当时的男友斯蒂夫，显然都注意到驾驶舱的仪表上没了数字，我和父亲的讨论也大大增加，于是都开始环顾周围找救生衣。但这样的双引擎飞机一般是不配救生衣的。父亲吩咐我接手飞机驾驶，他自己要去包里找点东西，他命令我一不许回避云层，二不许从目前的罗盘航向上偏离分毫。我自认多年来我偶尔会是个有点儿不服管教的儿子，时不时惹父亲发火，也不止一次违抗他的意见。我也曾感到念医学并非自己的选择，是他故意把我塞了进去，仿佛小时候他趁我睡觉时在我耳边低语，把我给催眠了。当时的我仍在适应本科毕业后的成年生活，还有医学院的新人生。

然而在那一刻，我临时变成了一个理想的儿子。一连串"遵命，长官"从我嘴里冒了出来，超过了我吃超速罚单和他向我说教敬业精神时的总和。他在包里不知翻了多久，终于掏出了一只用电池的手持双向无线电，那是他在这次飞行前三周刚买的，特价标还挂在人造革套子上。这架阿兹特克上有一个类似汽车副驾位小杂物箱的空间，他从里面翻出一条天线接线，然后通过一个平常连接耳机和麦克风的输入端口，将无线电连上了飞机天线。这样捣鼓一番之后，他开始与哈瓦那联系，但徒劳无功——要么是电池电量不足，要么是对方不愿搭理我们。

到这时，我已经把之前 4.3 小时的正式培训在脑子里回放了差不多 400 遍，正全心全意地将它运用于手头的任务。云层在我们下方，高度约 3000 英尺，因此我们不太可能遇上明显的乱流。我们不知道目前的具体方位，只能从仪表上最后的读数推断。只要从既定航线偏离 2 度，我们就会飞离目标的目测范围以及快速消失的无线电范围，就是说我们如果把航向改变得过了头，从东边或西边飞过目标，就可能飞出大开曼岛机场的雷达搜索范围。如果我们真的迷路了，靠这点燃料是无法在空中停留太久的。下方的云层形成了另一道封阻视线的障碍，可如果降到云层下方，一旦再出现其他故障，这又会限制我们的滑翔距离。

我们呼叫许久，终于有一架美国航空公司的 DC-10* 给予了回应，它位于我们上方 35000 英尺，正飞往迈阿密。对方机长

---

* 麦道公司的大中型三发喷气式客机，1970 年首飞，自 1972 年起即因设计缺陷而事故频发，1988 年后停产。

在听见父亲的呼叫后主动现身。

"11 月-5411-洋基,"——这是我们这架飞机的识别码——"看来你们有点麻烦。"他说道。

他们通过无线电向哈瓦那报告了我们的处境,但哈瓦那方面毫无作为,只是要我们转到大开曼岛的频率。

"对方情况紧急。"我们听见 DC-10 的机长告诉古巴空管。

"请联络无线电频率 120.2。"

"需要雷达定位。"

"联络 120.2。"

机长要我们放心,说他已经把我们的大致方位和处境发回了大开曼岛(这是万一我们要在大洋中迫降用的,他不说我也知道)。

机长的声音噼啪几声后消失,只剩下了静电噪音,父亲开始让无线电自动发送熟悉的 SOS 信号。长短的嘀嗒声响彻机舱。我回头看了一眼梅利萨,她大瞪着双眼,用口型对我说:"你们家向来是这样的吗?"接着父亲通知我,如果四分钟后还找不到大开曼岛,我们就返航到古巴降落。我可不想这努力争取来的医学院假期要有一部分时间在被古巴扣押中度过。这时,HBO 灌输给我的古巴人用枪托殴打并逗弄美国佬的画面也涌上了心头。

两周前有一件事上了新闻,一名不久前叛变古巴的父亲(他离开古巴时还顺便带了一架米格)开着一架借来的塞斯纳 150

在一条拥挤的公路上降落，载上他的家人，在手忙脚乱的古巴空军眼皮底下逃之夭夭。*不必说，这段时间两国的关系肯定不怎么妙。同样不妙的，是父亲提出要避开雷达，冲向美属关塔那摩湾海军基地。父亲向我保证，他可以在他们开火之前和他们通话，让我们降落。（可以当然是可以，我心说，只要我们的无线电还能用。）我晃晃脑袋定了定神，把全副心思放到眼前的两项任务上：开飞机，以及向海面搜寻任何陆地的迹象。

真是讽刺，我心想，我竟在古巴以南的这片加勒比海上，开着一架燃料即将耗尽、绰号"阿兹卡车"的飞机找地方降落，而这飞机最著名的用途是运大麻。

机上的时钟已经停电不走，但我的手表显示，自彻底停电到现在已经过了近一个小时。时间越来越紧迫。我们俯视云层，等待它出现一个缺口。

"爸，我好像看到有东西了。"我说。

"我说儿子，"他淡定地说道，"如果你看到的是陆地，就请务必朝那儿飞。"

"算了，是一只帆船……"

我正要转开目光，却一下顿住了。一只帆船，我心想，有

---

* 指 1991—1992 年的古巴飞行员佩雷兹（Orestes Lorenzo Pérez）叛逃事件。他于 1991 年 3 月驾米格 -23 逃离古巴进入美国佛罗里达，1992 年 12 月又返回古巴，成功接走妻儿，用的是 1961 年产的塞斯纳 310（而非 150），该二手飞机由某基金会为他出资购买。

帆船的地方，通常就有……

"陆地！"我狂喜地叫了出来。而就在这时，云层开一个口，大小正好让我看见下面一片青葱的陆地。我二话不说朝它俯冲过去。

现在每次向朋友讲述这段经历，我都会用手划一个圈，就像二战时帕皮·博因顿（Pappy Boyington）驾驶海盗式战机，从太阳中滚转出来那样——他凭这个，给毫无防备的日本零式战机中队造成了重创。我们疾速下降，终于进入了大开曼岛的无线电范围，并同那里已经心急如焚的空管取得了联系。

"呼叫 11 月-5411-洋基……呼叫 11 月-5411-洋基。"

"这里是 11 月-5411-洋基。"我们回复，"请讲。"

"喂伙计，俺们全岛都在听你们信号儿。你们什么情况伙计？还是没电？"背景隐隐传出雷鬼音乐。实话实说，我想象的是他们在听见我们的回复时才挥开大麻烟雾、把身子坐直的样子。

"收到，塔台，还是没电。"父亲答道，神情严肃起来，"但我们的两侧引擎都在工作。请求飞越塔台检查起落架。"

"当然可以，伙计。谢谢上帝了！机上有几缕魂儿啊？"

我扑哧笑了出来，父亲的脸上也终于浮出一丝笑意。

"五缕魂儿……机上有五缕魂儿。"他对着电力即将耗尽的无线电说道。

我欣然将驾驶权交还给他，虽然这时我因为握得太紧，双手已几乎吸在了操纵杆上，费了好大劲才松开。他驾驶飞机飞越塔台，机腹略略抬起，好让他们看清起落架的情形。没放下来。于是他指导我用脚边的一根杠杆把起落架压下去，那是我活到今天第一次、也是最后一次做这种事。很快，他就执行了一次完美着陆，整个过程起落架始终坚挺，让我们松了口气。我们向航站楼滑行，停在了一组地勤人员面前，他们若无其事地夹住我们的轮胎，仿佛不久前我们并没有考虑一头扎进加勒比海似的。

那天下午剩下的时间，都用在向大开曼机场好奇的官员们讲解我们的经历以及修理飞机上了。问题出在交流发电机出了故障。翌日上午，一名笑吟吟的机械师用一根新电线修好了它。我们认清了现实，在尽情地吃吃喝喝和欢笑中过了一夜。我记得那晚我坐在桌边和父亲共饮啤酒。这件事我们以前也一起做过，但这次别有一番感觉。我们碰一碰酒瓶，各自痛饮。他大声谈笑，说起其他次空中冒险。都是我之前不知道的事。自此我也学会了在压力下保持优雅。我知道，那天过后，我看待他的眼光将再不相同，后来也确实如此。那天之前，他一直是个传奇人物，但他的种种经历我只能在头脑中构想。但这一次我坐在他的身旁与他共度危机，和他一起飞行，并镇定地与他一起想出了对策。我想，那天他是需要我的，也许是正儿八经的第一次，我也明白了自己多么迫切地想让他依靠我一回。

翌日，我们带上了一周的生活用品和心怀感恩的一家人，用了30分钟，终于飞到了既定目的地小开曼岛。这次短途飞行十分愉快，我们的双手在舵面上平滑地切换，仪表全部恢复正常，显出熟悉的数字。当时我就知道，之前 24 小时的种种已经彻底改变了我。那些默默对抗父亲的岁月会一去不返，我不再需要像之前许多年里那样，靠这样来清晰地界定自己、界定我的自我认知，以及我希望如何自立地度过一生了。我放下了一直带进医学院的逆反心理。向来的心结就这样消散了。之后的几个月是我最喜欢的一段与他共处的时光，也是迄今最有意义的。

驾驶舱内，当我们并肩操纵飞机，欢笑着，飞越一片没有标记的土草地，查看下方徐徐展开的简易跑道时，我确信前方我们所有的人生还长，还有无限的时光。当我们兜了一个圈子，最后对准跑道时，一轮明亮的日头从身后的东方冉冉升起。当时没有塔台指引我们，因此在环顾周围用眼睛确认空中没有其他飞机之后，我们开始与自己对话。我们压低引擎油门，空速开始下降，机头也随之稍稍下倾。在我们下方，飞速移动的乔木换成灌木，灌木又换成了草地，接着就只有光秃秃的简易跑道了。我们滑翔着降落，几乎悄无声息。我们中的一个——不记得是谁了——操纵机头稍稍抬起，与两侧的地面齐平，接着还没等我回过神来，飞机就着陆了，我们再次安全回到了地面。

13
愤 怒

"300焦耳再一次！退后！"

手术台上，随着给心脏复律的电极板上传出的电流通过身体，只盖了部分手术巾的病人身子一阵抽搐。不知为什么，那条松松地盖在颈部伤口上的毛巾竟还没有震落。

没有变化。仍在室颤。这不是与生命相容的心律。监护仪再次响起警报。

"立刻上调到360焦耳！"我异常大声地喊道，"都退后！"

她再次抽搐。

没有改善。

"再一次！退后！"

好在这一次，当电流通过她的身体，监护仪上有了波动，响起了一声脉冲。她的心律恢复了。

"是窦性心律！"有人在手术台的床头位置说道。

"真他妈棒！"我对面的男性手术技术员说道。我和他都还穿戴着全套的手术衣及手套。刚才他把器械包向后推向了墙的方向，其中有几件到了地上，那是在刚才大家都意识到病人的心跳已经停止的时候，"哐啷啷"掉下去的。

我向下望去，只见病人的胸膛上略有两块红色的灼痕，它们是第一次电击时，电极板接触她的皮肤留下的。当时我情急之下撕开手术巾，一时竟忘了在电极板上涂导电凝胶。这是新手才会犯的错误，照理不该发生在我这样一个比较老练的高年资住院医身上，幸好巡回护士机灵，很快找了一些导电凝胶给我们用。

"电视上可不是这么演的。"我一边对自己心说，一边回想起医疗电视剧里，角色自信地将两块涂好凝胶的电极板拍到一起，转动着摩擦两下，然后对病人实施电击，把他电醒了继续刚才的谈话。

我抬头望向手术监护仪上已经平稳的心律。她的血压也在可喜地上升。我意识到，手术室里的每一张脸都在盯着我看，等我的下一句指示。

"唔，做得好，各位。"我结巴着说，"MJ，谢谢你的凝胶。"

横躺在眼前手术台上的是一位50来岁的妇女，刚刚被我们电击救活。之前匆匆用夹子封闭的颈部伤口上面，毛巾又染红了。她已经恢复循环，刚才情急之下来不及闭合的所有切口，现在都开始流血。若干分钟前，我切开她头颈侧面条带形状的胸锁乳突肌，并进入了颈动脉鞘，准备分离她的颈动脉。一旦颈动脉暴露并做好准备，我的主治医师就会回到手术室，与我共同开展一台颈动脉内膜切除术。这个手术我们之前一起做过 20 台，我已经喜欢上了它，觉得它做起来又快又干脆，而且似乎能对病人产生巨大而长期的正面影响。

这种手术问世已经 30 多年，它能将通向脑部的血流充分恢复，和血液稀释剂并用的话，还有助于预防中风，尤其是初次中风。多年来，对颈动脉内膜切除术的研究几乎超过了所有其他外科手术，关于什么时候开刀、由谁来开刀，都有数据支持，现在又多了何时用新技术在颈动脉中植入支架的数据。根据施术专科的不同，术式也有差异。从颈动脉内壁剥除胆固醇和钙化斑块后，是否要缝上一块补片以扩张动脉，以及术中是否要用分流管来绕开血管的狭窄段，借此维持脑部供血，甚至使用手术显微镜是否能减小术后中风的概率，都已经有了研究。多年来，在学术团体中和学术期刊上，血管外科、神经外科、心血管外科和心脏内科的医生们始终就这些问题争论不休。和许多课题一样，这场论战到今天依然激烈。

但是抛开那些研究，眼前的这名妇女，伤口被夹子固定，身上怕有上千个细小之处在流血，内膜切除术也没有完成。该怎么办？我只是保持按压，拖到我的主治医师返回手术室。

"这到底是在搞什么？"他冲进来上气不接下气地问道。

我们向他解释了整个事件的来龙去脉，至少是我们能拼凑出的事件：当我完成手术准备、铺好手术巾、打开她的颈部时，一切都很顺利，她的心脏描记也无异常。但紧接着，她的 T 波冷不丁地变宽，直至彻底翻转（说明没有充分的血流进入心脏），然后是室性心动过速，再是全面纤颤。主治医师抬眼看了几秒监护仪，发现患者的心律已恢复正常，于是命令我关闭切口，立即送去给心内科医师检查。

"那颈动——"我开口正要请示。

"别管它了。"他说，"你们刚刚电击了四次她才复律。先让心内科看看她的心脏出了什么问题。"

在我妥善关闭切口之后，她立时被送进了心内科导管室，去做心脏血管造影。血管造影几乎可以对任何器官开展，最常见的是心脏，近些年也越来越多地针对排第二名的脑。在心内导管室里，几个支架植入了她冠状动脉的狭窄区域，我们此前不知道她也有冠脉狭窄的问题，因为在手术前询问她时她没有一点症状。在漫长而多事的一天之后，她终于进了 ICU，她将在那里恢复，并准备再接受一次颈动脉手术。我到那儿去时，她的心内科医生正坐在护士站里，一双牛仔靴搁在身边的椅子上，正写着术后记录。他向我介绍了导管室里的情形，还告诉我他已经和家属谈过话了。

家属包括一个大她十来岁的丈夫，还有两个看起来二十出头的儿子，他们听到这消息很不平静。他们火了。冲我们外科医生。冲麻醉医生。冲心内医生。冲整个医疗系统。那天夜里，我们颇费了些时间才让他们平静下来，最终说服了他们去附近的一家酒店睡一觉，房费由医院承担。之后的几天里，他们始终疏远我们，仿佛在密谋下一步行动。我听说他们用相机拍了她胸口的焦痕，那是手术室里第一次电击时留下的，还未及消退。对此我感到不幸，也特别震惊：我们可是把他们的妻子和母亲从死亡线上抢了回来欸！

"他们不该多些感激吗？"我问主治医师。我还是第一次近距离地在病人家属身上看到这种毫不掩饰的情绪。

"这个嘛，因为她的病还没治好。如果你本来以为自己或家人就快渡过难关了，结果却没有，你就会压力倍增。不同的人对于不确定性的反应也不同。有人来谈话的时候对医疗系统极不信任，比如这一家人，我第一次在门诊见他们时就是这样。"他顿了顿说道，"他们不是在针对你，对他们你真得宽容些。"

听了这番见解和建议，我在查房后主动找到那一家人，对他们做了解释。他们似乎因此放松了一些，甚至特意问了我的名字和我在治疗中的角色。经过几天亲切友好的沟通之后，我再次坐下来向他们解说那次手术中断之后都出现了什么情况，我们又为什么必须把手术完成。我们的计划是两天后重启手术。所有团队都认同她的颈动脉狭窄必须治疗。患者本人很安静，也很信任我们，几乎没提什么问题。

"我相信你们大家。"她微笑着说，"你们已经救过我一回了。"

第二天，我和主治医师为另一个病人在手术室里待了很久。

那是一台针对脑深部肿瘤的开颅术，大约从正午开始的。当我们意识到手术部分完成时，已经过了黄昏。当精神高度集中，时间会过得很快。坦白说，我们对自己的表现相当满意。开始关闭切口。这时，背景中有音乐响起，说明有紧急呼叫进来。

我们的颈动脉患者再次垂危。

我离开手术室，跑去病房。ICU团队正对她积极抢救。她已经插了管，在病床上仰面平躺、不省人事。有人在间歇性地对她做胸部按压。这次她救不回来了。无论电击还是用药，监护仪上始终没有现出任何一种心律。她刚才还好好地吃着晚餐，转眼就因为室颤失去了知觉，最终她的心律止于停搏。

我立时想到去找家属。我先是在ICU的等候室看了一圈，然后打电话给他们。酒店客房里无人应答。我返回手术室，去协助那台开颅手术收尾。

一个小时多一点儿后，我们完成了切口关闭（说明一句：关闭硬脑膜，盖上颅骨，再一针针地缝合头皮，都要花点时间）。我将病人送入ICU，和家属谈了话，然后继续找之前那一家人。还是找不到。最后，我在觉得所有地方都找遍了之后，去更衣室换了衣服，开始为下班作准备。我还要再去查看一遍其他病人，确保不用额外再写护理医嘱。到了晚上10点，我向外面走去。

就在这时，我看见那家人从长长的走廊通向停车场的那一头朝这边走来。时间已经很晚，我意识到走廊空荡荡的，并与外界隔绝。我看见了另一头的红色出口标记，门开着，一方黑暗的空间通向他们身后外面的停车场。他们也看见了我，向我跑了过来。

我记得当时闪过一个念头：一定得让他们知道发生了什么。

"你这兔崽子！"其中的一个冲我吼道。

坏了，我心想。

他们转眼就到了我跟前。

"非常抱歉。"我说，"她不久前刚去……"

"我们知道她死了，你这兔崽子。"那名丈夫和两个儿子围住了我。

我记得自己当时语速很快。我记得我对他们深深道歉。我还记得接着我以最快的速度跑过走廊，隐入了黑暗。

等回过神来，我已经坐在汽车里，开到离医院两个街区之外了。我回想起我们是如何救了她一次，可之后虽然又做了很多努力，她还是死了。我感到愤怒。愤怒于她竟然死了。愤怒于她的家人还来怪我、围我。他们打算做什么？！

我的两只拳头砸在了方向盘上。去他们的吧。

开车到家时，我妻子已经躺下，就像我的另外一千个住培之夜一样。即便是在附近的私立医院轮转，我也很少在晚上9点之前回家。我滚上床睡觉，睡得断断续续。某一刻，我似乎听见外面有摔上车门的声音，他们打算怎么折腾我都请便吧。

翌日清晨6点，我到医院上班，前一夜的事情记忆犹新，今天与昨天模糊到了一起。我往里走，第一个遇见的就是那个穿牛仔靴的心内医生，他曾尝试用几个支架救活我们的病人。

"昨晚的事你听说了吗？"他问我。

我对他说了我是怎么被那一家子围住，怎么感觉受了威胁，又是怎么逃跑的事。

我说从来没有哪个病人家属让我有过这种感觉，可是他打断了我。

"不不，不是那个。"他说。

他示意我听他说完："他们走进了一间正在开刀的手术室。"

"不是，你说什么？！"我惊呆了。

"他们穿着便装，没戴口罩，就这么闯进了一台骨科手术。那可是股骨手术啊我的老天。你知道他们被保安拖走之前，嘴里喊了什么吗？"

我哑口无言。他们那么做，想必就是在围住我之后。

"'这就是他们杀人的地方吗？'他们被拖走时喊的是这个。"

死亡深不可测，就算你明白导致它的生理过程也依然如此。死是人类最深奥的谜，无怪乎有人觉得它无法接受，我也觉得很难接受。但是在那个夜晚之前，我从未体会过那样的怒意。自那个时刻起，我也再不敢低估家属在应激时可能扬起多么剧烈的情感风暴。那情感并不总是哀伤。有时也是愤怒和憎恨。在之后的职业生涯里，我也遭受过网络暴力，还有一个生气的家长调查过我的行医执照（最后没查出问题）。我甚至受到过威胁，说要对我的诊室予以毁灭性打击。但是哪一次也比不上最初的那个夜晚：我独自一人在那条长长的走廊里，被想为死去的妻子和母亲复仇的愤怒家属围在中间，那时我才明白，我的白大褂、我的"社会地位"，以及我关于自己那不可侵犯的错觉，都如言辞一般无力，在人的激烈情感面前，它们绝不能为我提供任何保护。

14
传承的链斗

　　每个外科医生都有不止一位导师。有时当你落入困境，正是导师的话语在你心中清晰地浮现，将你拯救出来。

　　我在杜克医院接受住院培训时，有一位重要的导师，名叫蒂姆·乔治，是小儿神经外科医师，刚刚新鲜出道。彼时蒂姆也才刚完成自己的培训不久，杜克给了他第一份教职。那里的住院医师很快发现，他不仅是优秀的外科医师，也是一位杰出的沟通者。他能提振身边的每一个人。他的病人都喜爱他，他的手术团队也是。尤其是那些运送病人、给设备消毒连同在病房里填写医嘱的医护人员，个个都觉得和他有许多共性。蒂姆是一位很有自豪感的黑人，从小在纽约市布朗克斯区长大（他三句话不离这一点），他很喜欢老家和北卡罗来纳这个新家之间的鲜明对照。他也很爱将他在纽约的成长经历和我在密西西比的成长经历相比（他常常在休息时用"来亨鸡"的口音模仿我讲话，让大家简直笑瘫："我说，我说，啊把那儿的止血钳递我。我只是个乡村神经医生，要做好每天的事情。"）。*

蒂姆每天早晨都会带着一份轻松和宁静走入手术室，将这种感觉弥漫到整个房间。一边是他手术室里的放松氛围，另一边是其他手术室的紧张高压，我自然很容易选择想进哪边的手术室。无论当时还是现在，给儿童开刀都是困难棘手的，不仅因为儿童体格较小且会随年龄变化，还因为每个孩子的家长或看护人都流露出显而易见的压力，这一点我们也完全理解。但是蒂姆在手术室里营造的气氛，竟可以将这股压力缓和得恰到好处。作为初出茅庐的神经外科医师接受培训时，你和压力共处的时间会远超预料，因此任何管理压力的方法都是好的。

作为值班的神外住院医，短短一个小时你就会经历许多：先是在急诊部坐到一位老太太身边，告诉她结婚 50 年的老伴在刮胡子时发生了致命的脑溢血，任何手术都已无法挽回；接着可能又被呼叫到小儿 ICU，去给一个因颅内压升高而垂死的 4 岁女孩在脑内植入救命用的引流管，几分钟后你就见她睁开

---

* 布朗克斯区在 20 世纪 70 年代后主要是低收入阶层的拉美裔（今占 56%）和非裔（今占约 29%）的聚居区，犯罪率很高（特别是七八十年代）。这里也走出了詹妮弗·洛佩兹，还是纽约洋基队（美职棒）的主场所在。目前人口接近 150 万。数据来源：https://www.neighborhoodscout.com/ny/bronx/。——编注
"来亨鸡"（Foghorn Leghorn），华纳的动画角色，是一只操美国南方口音的唠叨大公鸡，20 世纪 40 年代问世，和兔八哥、达菲鸭等共同出现在多部华纳系列动画中。——译注及编注

眼睛，紧紧抓住了父母的手。一个小时。这短短一个小时之内，就可能发生这么多事情。它们一次次地复现，连续几周、数月，直到你完成七年正式培训。而这种工作上的历练，至少是其中牵涉紧要的人类真相的部分，是永无止境的，铸就这些真相的地方不言而喻，而我们就遨游其中。

说到底，人除了学会与压力共存之外别无他法。每隔两昼夜就要值一次班，于是你会觉得自己要么正在值班，要么才值好班，要么正准备值班，事实也是如此，并且长达七年。每次我们的寻呼机发出哔哔响声，都会打断手术流程，有时是叫我们去别的组帮忙，可能是创伤区或 ICU 有了新的紧急情况，或者某个护士有一个问题，又或是某位医生有会诊。无论是哪种情况，我们都必须迅速切换状态：刚才还沉浸在这个新世界精细复杂的景致中，迫切地想通过显微镜或内镜的镜头，了解如何在其中进退腾挪；一转眼就被迫从手术台上分心，接着要么通过巡回护士传递某个答案——因为已经刷手上台，就只得歪着脑袋别扭地对着护士递来的电话，努力在够到听筒的同时又不污染自己——要么偶尔干脆出手术室去处理某个问题，不知要离开多久。

作为住院医，处理手术室外的混乱世界，使我的全副身心都倍感压力。特别是出现十万火急的危机，六七桩麻烦同时发生的时候。这时，我必须对它们进行分诊：视严重程度分别给予排序和处理，每一件病例都必须仔细考虑，速度还要够快，免得堆积起更多麻烦。时间一久，这种应对会化作第二天性，其中自然少不了病人的临床表现，以及由此而来的焦虑与悲伤。这些总是形影不离。但我们是自己选中的这一行，自己想当神经外科医师的。常为高危病例手术，就不免承担一个风险：有些病人你救不回来。久而久之，神经外科的情绪起伏几乎致人上瘾：单是悲伤已经不够，必须痛彻肺腑才行；沮丧变成鄙夷，鄙夷任何一个不像你这么拼的人；喜悦也升级为超出正常范围的亢奋。和一班朋友相处几个小时变得索然无味，根本及不上告诉一位妻子她的丈夫会活下来、醒过来，最后平安回家。"谢谢你，大夫，谢谢你这一路的所有牺牲。"

现在有"倦怠""道德创伤"这样的说法，用来描绘医生和其他负责照护病人的医务工作者有时会陷入的状态。这些状态很危险。此外再加上长期睡眠不足以及充满追问和事后质疑的大环境，你就会开始对周围的每个人都失去信任。长时间决定别人的生死，会从根本上改变你这个人。信任让位于怀疑，关怀变成厌恶。但那时我们还没有这些名词来标签这种心情，只知道愤怒。还有自责。

当我回想起每周工作 150 小时的那些日子，回想起我们如何必须做出无数个决定、对同事的同情与关怀又如何渐渐变成了对抗与愤怒，我就明白，我们神经外科的住院医师，每个人都曾陷入那样的病态。

然而即便是那样的环境，在看向蒂姆时，我看到的仍是一个卓尔不群的人，他抗住了那些磨难，人性上没有丝毫减损。他是一位成功的外科医生，工作之外也有朋友，他爱护家人，也极享受与病人相处。随着住院培训一年年过去，我不知道自己是否能走到底或想走到底，但无论结果如何，我都希望到培训结束时，自己至少还保留了一些未被消磨的人性。蒂姆拥有什么，我也想要。

在住培中期的一天早上，我被住院总医师指派到了蒂姆的手术室里，那是当天的第一台手术，我进去时晚了几分钟。当时的我拒人千里，怒火中烧，心不在焉。我刚值完一个夜班，住院总医师要我"打起精神"，但没什么用的。更衣柜已经放满，我把单肩包重重扔在它旁边的地上。用这种态度去做神外手术可不太妙。里面已经有一个年轻的手术技术员，他崇拜蒂姆，喜欢和我俩一起做事，我也很喜欢他。然而那天早晨，我却差点因为一点小事跟他大发雷霆，具体是什么事，这么多年以后已经想不起来了。

但是那天心态糟糕的原因我一直记着：前一天夜里，我独自在手术室里失去了我的第一个病人。

那天凌晨有人在一场派对上兴奋过头，朝天空放了一枪，流弹掉下来，击中了这名 25 岁的患者。子弹从头顶射入，打穿额叶，又打穿颅底的海绵窦并划开了颈内动脉——颈内动脉是来自心脏的高压血进入脑部的一条主要通道，而海绵窦汇合了许多条静脉，其中流淌的是从脑部返回心脏的深蓝色静脉血。

在为他的头部做紧急术前准备时，我暂时放松了按压去给他剃发，顿时一股血泉从弹孔中喷了出来。我后来发现，这股血液之所以压力这么大，是因为子弹打断了颅底的动脉，使鲜血通过他脑部的弹孔，从头顶的那个洞里激射而出。

平常暴露脑部需要 30 分钟，这次只用了 3 分钟，我紧接着放进两只牵开器，它们平时用来把头皮边缘牵到额叶下方，现在我用来暴露受伤的动脉。这么小的一个洞口，喷出的血量却如此惊人。鲜血不时溅到我的脸上和手术放大镜上。按压出血点不管用，用一些紧实的棉球封堵也不管用。鲜血一个劲地冒出来，很快漫过了切开的颅骨边缘。

如今回想那晚，我脑海中会浮现出汤姆·沃尔夫（Tom Wolfe）在《太空先锋》（*The Right Stuff*）开头的一段台词：

> 我下一步该做什么？一名优秀的战斗机飞行员的标志，是当一切都稀烂时，他会对麦克风喊些什么。那不是祷告词，而是："A 我试过了！B 我试过了！C 我试过了！D 也试过了！告诉我还有什么可以试的！"

我随便找了个地方给他缝了一针，但这最后的尝试终告失败，我的器械周围全是鲜血，遍布他额叶的上方和表面。忽然，我的眼前只有清水了。刚才的殷红一片，转眼变成水样，接着又完全澄清。就在我孤注一掷地努力止血时，他的血流尽了。

在他体内循环的血全换成了清澈的静脉补液。我意识到，监护仪上有一条直线，在发出不间断的长响。我抬起头，见所有人都一动不动。我还不明白他们为什么要停手。最后麻醉医师不得不把我拉开，就像电影里演的那样。

一切发生得太快了，当晚听班的神经外科主治医师甚至没来得及进手术室。这是我第一次在没有额外层级的庇护下和死亡正面遭遇，只能一人扛下全责。当晚没有主治在场，只有手忙脚乱的我。告诉我还有什么可以试的！当我还是一个学生，透过手术室门上的窗户朝里张望时，我心目中光荣的神经外科绝不是现在这样的。护士告诉我没有家属需要谈话。没有人陪他来医院，也查不到家属的信息。那时候手机还未普及，没有任何能打电话通知的联系人。只有这名突然死亡的男青年，杀死他的是一颗流弹，还有无法为他止血的我。

在他被宣告死亡、遗体从手术室运往太平间后，我走到空荡荡的更衣室里，剥下刷手服，它已被浸透外面的手术衣后渗入的血液弄得又黏又湿。我又脱下同样湿透的短裤扔进垃圾桶，在手术室的淋浴间里冲起了澡。我望着浓重的血液盖上我的腹部，漫过阴毛，随后流下双腿，将地面染成一片红色。

那天清晨，当我怀着低沉的心情迟迟进入手术室，蒂姆本可以斥责我一番：别忘了不是人人都可以上手术台的！可是，当麻醉医师布置手术必需的静脉输液管时，他却把我叫到外面的走廊上，问我有什么心事。他和我一起坐下，听我讲述几小时前刚刚发生的那一场血光之灾，接着他不由转过头去，回想起他自己的经历、他自己在培训时代失去的病人。谈话进行了短短几分钟，当我平复心情后，他拍了拍我的肩膀，我们一起走回手术室，去到下一个需要我们救治的病人身边。

"昨晚你已经对那个年轻人使出了浑身解数。"他说，"我们不可能在这间手术室里救下每一个人。但我们可以争取。现在就有一个 8 岁的男孩需要你的全副注意力。"

蒂姆明白，渡过消沉的方法是正视悲伤，然后将心思放到眼前的下一个病人，放到我们能为他做些什么上面。我们也确实为此努力了，两个人一起。这也是渡过消沉的唯一出路。在那之后的岁月里，我一次又一次重复这样的努力。

* * *

不久前，我们又将一名年轻女孩紧急送入了手术室。她中了枪，原因不明，而且和当年类似的是，当住院医将按压的手移开后，一股鲜血顿时从她的头部激射出来。我知道这意味着什么：她脑子里的一根主要血管被打断了。她就快死了，唯一的生机是赶紧开颅止血。这一切发生在早晨 7 点。刚巧我们最好的团队正在为一台择期开颅术在我们的神外主手术室做准备，托盘已经打开，房间就绪，人员全部到齐。神外手术团队的其他成员也赶来帮着拆封器材。我们全员齐备，并且这支团队曾因其奉献精神一次次受到赞誉。

但是即便如此，依然不够。我们虽然尽力止血，她的脑仍开始剧烈肿胀，胀到了打开的颅骨之外。我徒劳地置入动脉瘤夹，想止住从深处喷出的血液。这时我已经知道她救不活了，甚至可能连手术台也下不了。最终，我们迅速关闭了切口，将她送到小儿ICU，好让家人围在床边道别。就在家属依次进入时，我离开了。我们没能救下她。我没有理由让自己置身于他们的悲伤之中。

当我回到手术室，整支团队默不作声，显然刚刚亲历的死亡令他们都不好受。有人在将鲜血从地面拖掉，从几台监护仪上擦干，把盛着用过器械的托盘收起来。室内很快将重新布置，以迎接下一台手术：这回病人是一名青少年，因剧烈头痛而生活大受影响，还患有小脑扁桃体下疝畸形I型——这种出生时就有的畸形持续恶化，压迫了他脑组织。一次成功的手术能带他重返正常生活。

我记起了数年前和蒂姆一起度过的那段平静时光。我请手术室里的每个人都注意听我说话。大家停下手头的工作，八双眼睛凝重地望向我。

"她遇上了最好的团队。"我说。

洗手护士别过头去，眼泪滚落下来。

我继续说："她遇上了最好的团队，这支团队今早做足了万全的准备。手术条件好得不能再好。但有时，即便这样也是枉然。刚才，你们每一个人，都将自己的本职做到了尽善尽美。"

蒂姆的话重新浮上我的心头："我们不可能在这间手术室里救下每一个人。但我们可以争取。"

我想起了许久之前的那个早晨，他是如何透过我唤醒了他自己的记忆。

"现在有另一个孩子正等着我们去救。"我继续道，"我们只要把手术做完，就能改善他的人生。我向各位保证，在帮他痊愈的过程中，我们的心灵也能有所恢复，累积起继续前行的勇气。"

* * *

这些年里，蒂姆和我不时联络，我们两家人曾在各种全国性会议上相聚。我们说好了哪天要一起喝一杯啤酒，但是因为很少在同一城市，这个愿望始终没有实现。然后有一天，我接到了一个电话。蒂姆突然出乎意料地死了。太年轻了，他还不到 60 岁。这消息是一位老友告诉我的，在一众熟人中，他自告奋勇向我传达噩耗，因为大家都知道这对我必是沉重的一击。很快，电话和短信就传遍了小儿神经外科的小圈子。我们大多知道蒂姆的一个爱好是耐力赛车，并且成绩斐然。最近一次比赛时，他在无线电里说自己感觉不适，随后就静默了。他奋力驶下赛道开进了维修站，但是当车子刚刚开过指定地点并熄火后，他却没了反应。他在当地一家医院的急诊部被正式宣布死亡。这是一次沉重的打击，无论是对他的家人、他的病人、紧密的赛车界小圈子，还是对于我们小儿神经外科领域。

我刚刚消化完这个噩耗，就立时决定去得克萨斯州的奥斯汀参加他的追悼会，他曾在那里付出了人生的最后十年，参与了当地医学院和儿童医院的建设。快到动身的日子时，我发现日常的工作实在太让我分神，让我必须要停下来提醒自己一件事：我去奥斯汀不是去和他会面，而是去和他道别。我要道别的这个人，曾经在严酷的培训中展示了他的善良与风度，有时靠伸手拍拍我的肩膀，有时温和地为我修正方向，或是在我为难题挣扎时给我答案。这些对一个职场新人来说都至为重要。

我在飞往追悼会的航班上想到了一件事：自童年起，我身边就陆续出现了一长串像蒂姆这样的人，他们就像链斗输送机那样，次第把我托付给下一个人，直到今天。我回忆了很多，心中涌起一股深深的感激，他们是我的父母、我热情洋溢的英语文学教授，是手法老到的外科医师，乃至富有影响的科主任。要是没了一路上的这些导师，很难想象我的人生会变成什么样子；那样，我人生的每一步都要靠自己，达成目标所要付出的精力也会高出许多；我的人生之路会更少光明，更多不确定。

但那条无光之路不是我的经历，也不是大多数同行的经历。小儿外科的多年培训使我们有大把机会遇见导师，遇见我们想要模仿和超越的人——"你看见他／她是怎么摘掉那个肿瘤的吗？像诗一样！"做我们这行，与老师相处、在他们身边动刀的时间很久，身上不大可能不带一点他们的影子：我们重复他们的笑话，与他们共担成败，把他们的一部分人生活成自己的人生。相处久了，你开始认得他们的孩子和配偶，如果运气好，你还能瞥见他们自己那条长长的链斗是如何一路延伸到过去的。

我在追悼会上得知，作为成长在六七十年代的黑人，蒂姆的链斗比我这条要短得多。这是我从未想到的。在布朗克斯长大的他见识了无处不在的歧视，对于黑人，男女皆然，我们的社会内置了一道近乎不可撼动的屏障，尤其是在那个年代。然而，蒂姆硬是考进了哥伦比亚大学，接着又到纽约大学念医科，再到耶鲁和西北大学接受神经外科培训，一路上锲而不舍，推动自己跨越了一条又一条鸿沟。他的第一份工作是在杜克大学做助理教授。近十年后，他离开杜克，来到奥斯汀，参与发展壮大那里的儿童医院及新建的学术性医疗中心。一路上的每一站，他都指导了无数学生、住院医师和低年资教员。对他而言，最有意义的莫过于他为喜爱医学的黑人孩子们所做的工作。这些年里，他一遍遍地为此获得嘉奖。

我作为两家机构的教员，以某种方式参与住培教育，也已有近 20 年。现在我已不再担任这两家机构的项目主管，但那里的住院医师仍愿意迁就我一下，每周六早晨查房结束，我们会一起喝个咖啡，我会在白板上画些箭头和方框，标出他们的过去和未来的联系，并且每次都要说回一个话题，就是他们要在自己的职业生涯中发现导师，找出那些品格高尚或艺业精熟的人，然后吸收他们的特质，铸就一个新的自我。现在的培训时间或许不像我年轻时那么长了，但值得深思的必定还是那些同样的瞬间。来自老师的共情，现在和过去都有着同样的意义。当我偶尔和某位住院医师一起坐下，帮助其审视一例死亡，我总是不由想起那个早晨，想起我差一点把郁结的怒火发泄到我遇见的每一个人身上——

然后就有个人坐到我身边，倾听我的心事，使我将注意转到眼前的工作上。"是，我知道这很难，但还有人需要我们。你必须振作。"

当年我还是一名低年资住院医，也是这个男人教我如何把缝针从硬脑膜一边钳出来，好再缝下一针。他说着"就像这样"，然后缝下最高效、最完美的两针，每次都将针线交还给我。渐渐地，他开始传授我高阶手术技能，像是切除脑内癫痫病灶、闭合脊髓脊膜膨出，或是某台原本极为复杂、后来却变为日常操作的手术。他培育我不断成长，他的指导也日渐成熟。"继续剖开肿瘤和白质间的平面"或者"沿着那根供氧血管走一段再切除"。要是我没有做到，他就亲自示范，就像当年替我缝那两针一样完美。我的外科学习随着这样的分步示范而愈加精进。直到有一天，我到了一个全新的境界，这时再做手术，就只有脑海中会响起他的声音了。

我和蒂姆一起摘除了我的第一例小儿脑瘤，与他合作了我的第一篇学术文章，我跟着他走入了小儿神经外科的世界，因为无论他这个人还是他的做事风格，都吸引着我一路前进。在培训期间自选科室的那一年里，蒂姆允许我在夜间和周末用他的办公室来整理数据库、撰写论文。

在他办公室里的那些日子，预示了临床研究将成为我职业生涯的一个重要部分。要我写一本关于写学术论文的书，趣味肯定远远不及我们帮助过的孩子们的故事，但有一件事我还是要提一下：自多年前与蒂姆合写第一篇论文至今，我已经撰写了250多篇论文。其中的一些很令我自豪，另一些就一般了。这些年来，我在这个学科中不断深入，也认识到，有一个办法可以产生更广泛的影响，就是在"人群"层面上增进对神经外科学问题的研究。多亏了病人和搭档们的支持，我在担任神外主治医师的同时，又陆续选修了几门别的课程，渐渐取得了流行病学的硕士学位。这个学位开辟了我人生中的一个全新面向，我开始根据种族、社会经济地位和性别的不同，研究神经外科患儿获得的医疗服务差异。我很自豪能为缩小这个差异的研究出一份力，我想蒂姆也会乐于知道，他早年将自己的办公室钥匙托付给我这个中期住院医，而我在后来竟延续了他自己的使命，不仅致力于创造一个更加公平的医疗环境，还包括铸造出越来越多的传承链条。

记得某一个周末，我发现他办公桌上方储物柜的门，被一封信卡了条缝，无法关闭。当我拉开柜门，一封接一封的信件、一张连一张的卡片倾泻而出，对他的感激之情汇成了一场雪崩。其中的每一封、每一张，都来自一位衷心感谢他的家长。还有孩子手写的字迹："致蒂姆·乔治医生，我的英雄。"有些信上用简笔画画了两个手拉手的小人儿，信纸的上面一角画着一轮黄灿灿的太阳，还有一条歪歪扭扭的彩虹划过天空。

在我刚到纳什维尔而蒂姆还没去世的时候，内城一家磁石学校*的一名年轻男孩和他母亲一起来到我的学术办公室，为他的八年级职业体验日采访我。采访接近尾声时，男孩放下笔，从笔记本上抬起目光，用他最为严肃的口吻向我问道："杰伊大夫，说真的，你认识哪位黑人小儿神经外科医生吗？"

我指了指他身后墙上挂着的一张照片。那是在我培训期间，蒂姆和我一起手术时的一张合照，它至今还挂在那里，我坐在办公桌后正好看见。

"我确实认识。"我说，"他的名字叫蒂姆·乔治，从前是我的老师，现在是我的朋友。"

男孩张大了嘴，说不出话。他母亲在一旁哭了出来："看到了吧，宝贝，"她说，"只要你想，任何事都有可能。"

---

* magnet school，属于美国公立教育系统，会跨学区、跨族裔选拔生源，并设置特色理工、文艺、多外语等教育主题。

15
破 裂

我第一次看见瑞安是透过控制台和血管造影室之间的那面玻璃，当时他正在造影室里的一张操作台上沉睡。他14岁，在家中自己的房间听音乐时突然剧烈头痛，抱着脑袋跟跟跄跄走进了备用房。焦急的父母开车把他送进当地医院，医院匆匆照了CT，结果显示在他的两侧额叶之间、蛛网膜下腔多条缝隙的上上下下，都有薄薄的一层血。CT中有这种出血模式，一般指向颅内动脉瘤破裂，这是一种威胁生命的紧急情况，多见于成人，儿童要少得多。第一次出血有个不吉利的名称叫"前哨出血"，患者中有1/3会迅速死亡，根本来不及送院。长动脉瘤的地方，血管壁会渐渐变薄，最终破裂，血液在压力下漏入脑子周围的腔室。高血压或高胆固醇未及治疗、吸烟、身为男性，都和成人的脑动脉瘤形成有关，不过其实任何人都可能得这种病，连孩子也无法幸免。儿童患病的原因还不太明确。我那些专治成人的同行每周会遇上三四个颅内动脉瘤患者。而在儿科，我们大概一年才见到一例。

　　进出脑部的细小血管都会从蛛网膜下腔通过。蛛网膜就像保鲜膜一样包裹着脑和脊髓，而蛛网膜下腔就是它下方高度为1毫米的一层腔体。血液如果进入下腔就会淤积，可能刺激脑部，引起剧烈到将你送进医院的头痛、痫样发作，严重时还会导致死亡。诊断时先做 CT，接着通常是血管造影：一根细小的导管从腹股沟处进入动脉，再蜿蜒向上送入脑部，往那里注入染料；然后拍摄一系列连续动态 X 光片，将正常与异常的血管都显现出来，再据此制订治疗方案。这一切在家属或患者本人看来都很糟糕，它们攸关性命，也非常吓人。而对于神经外科医师，这意味着该专心处理手头的工作了。

　　瑞安是周末送进来的，值班的是我的高年资同事，他要我第二天早晨接手医治瑞安。我是最新来的成员，正迫不及待地想多看几个病人。听说瑞安的神经系统暂时完好，只是头痛得厉害，我定了定心：这说明我们可以先慢慢了解他的病因，再订手术方案。谈话间，同事告诉我，那位我在接受专培期间见过一面的介入放射科医生，正在忙着为瑞安拍摄我待会儿要查看的片子和视频。

　　不出所料，血管造影显示那层薄薄的淤血中央有一只动脉瘤。它分成两叶，大小接近两只蓝莓。它的生长位置是右侧、远端的大脑前动脉，这是主要脑动脉之一，上面还分出细小的侧支，专门供养运动皮层中负责腿部运动的部块。那位介入放射科医生打算对它"做盘绕"——这种疗法，就是趁做动脉造影的机会，通过血管内部，将几段细小的软丝放入动脉瘤，将它从里面堵塞起来。这些细丝能在动脉瘤凸起（鼓包）的内部促成一个血栓，但绝不会伤及血管的正常段。动脉瘤凸起内形成这样的血栓，就能减少它再度破裂的风险。20 年前，在我刚开始执业时，这种后来被称作"神经—血管内手术"（神经介入）的盘绕技巧，正越来越受学科的欢迎，引得神经外科医生纷纷学习。那之前，治疗脑动脉瘤破裂的传统方法是开颅术——就是打开脑壳——它有显著的概率会导致疾病。在瑞安送入医院时，神经—血管内手术还是新生事物，但效果已经相当可观。事实上，在之后的时间里，随着经验的积累，绝大部分颅内动脉瘤都将用这种侵入性较小的方式治疗。这是一场医疗革命。

但在那时，革命尚未到来。

"我要开始栓塞了。"放射科医生对协助他的技术员说，"你去通知家属。"

我对此感到意外，也有些吃惊：他竟没来联络我商量方案就直接动手了。我绕着半截玻璃墙向他喊话，音量和语气都比我打算的还要强："这个病人是今早交给我的。你做栓塞术之前和谁商量过吗？"

他抬头看见我，一脸意外。

"好吧好吧。"他对着我的大致方向说道，语气因为被打断而略带恼火，"我现在就可以在里面做盘绕。"他接着又径直望向我问道，"你的意思是今天就给他做夹闭？你有手术室可用吗？我是马上就可以动手的。"

当我在 20 年后的今天回忆起那一刻，想回去重来一次的渴望几乎要将我吞没。

我真想倒回去说：对对对，我待会儿就给他做夹闭。等做完造影，我就去找家属谈话，再打给手术室，然后很快我就会在手术显微镜下，小心翼翼地把一只特制的弹簧式钛夹夹在那个动脉瘤的根部，从而有效地将薄弱的凸起从正常的血液循环中隔开，将再次破裂的风险降低到零。我在接受培训时就是这么做的，执业后一年也要做两三次。这样几周之后，瑞安就能结束理疗，重返学校了。

如果是那样的记忆就不会有遗憾。那样的记忆会包含节日贺卡和他生活近况的汇报，我会将它们放进我自己办公桌上方的储物柜里，就像蒂姆。瑞安会过上正常人的生活，他的故事会淹没在其他康复者的故事当中。那才是能让我释怀的故事。

但那不是瑞安的故事，我也没有那样的记忆。

"倒是可以夹闭。"我当时迟疑地说，"但你确定可以做盘绕是吧？"我六周前才刚升任主治，还没攒出他那种程度的自信。

"对头，我马上就给他栓塞。"他头也不抬地说，"我们来看看结果如何。"

大约 30 分钟后，他已给 85% 的病变做好盘绕，切断了它们与正常循环间的血液交换。只剩下动脉瘤连接血管的地方有一小块未做治疗，因此那里仍有破裂的可能。虽然是近 20 年前的事，如今它依然历历在目，就显示在控制室的屏幕上。

"最后这一点儿我不盘了，盘的话可能连载瘤血管一起栓塞。"他想的是避免中风。思路很简单：再多盘进去一点导丝，它就可能滑入载瘤血管并形成栓塞，这一定会引起中风。这个动脉瘤长在右侧大脑前动脉上。这条动脉的血液供养的是脑内支配左腿和左脚的感觉和运动的区域。它一旦栓塞，瑞安的这个脑区就会中风，导致他无法使用左腿。这非同小可。

"我们过几个礼拜再查一次造影。"放射科医生说，"我敢说动脉瘤会全部栓塞，不会有问题的。"

不！问题大了！我们现在知道，不管盘绕还是夹闭，对动脉瘤上留下那样一块不做处理，仍然很有风险。而我那天下午是可以从根部把它彻底夹闭的。

"就听你的。"我说。

电话是在我的入职欢迎派对上打来的。那天也是我听班——是我那些机灵老练的同事们给安排的。

我们的专培医师接的电话，然后他径直望向了我。此时瑞安已经回家一周，之前还在 ICU 住了两个礼拜。我们替他处理了几个问题，他出院的时候感觉良好，他父母也很宽慰。然而现在他又被送来了急诊室，昏迷不醒，两侧瞳孔固定且扩散，说明他的脑损伤已接近不可逆转。真是一场灾难啊。他的动脉瘤在那个未处理的部位再次破裂，他就要死了。他的父母在他的床和浴室之间的地板上发现了他，他倒在那里，痛苦地喘息。

我和专培医生一起钻进车子，快速开到医院。派对上有另一位高年资血管外科医生主动提出帮忙，因为要夹闭一个盘了许多导丝的血管瘤会很困难。我感谢他出手相助。瑞安的脑子肿了，要把夹子放进两个半球之间很难。盘丝的存在也确实让动脉瘤夹的夹尖几乎无法闭合，但那位高年资的血管外科同事垫上了另一只夹子，终于闭合了我这只。然而这并未奏效。瑞安再没有醒，很快便进展到了脑死亡。这是一个惊人、迅速而可怕的转变。在瑞安最后的几天里，他的家人在ICU的墙上贴些照片，照片上是更小时候的他，那是他们的宠儿，是个还没到青春期的体育小健将：有参加棒球队的、过生日的、第一次骑自行车的，加上亲友的留言和卡片，布满四壁。关爱、温暖、家人、信心和朋友，从四面八方包围着医院病床上的他。

我至今也摆脱不了一种感觉：瑞安的死，是因为我在可以也应该说话的时候选择了沉默。是我辜负了他。无论结果是否相同，我都宁愿那是因为我做了我知道的事、医学院教我的事，而不是将他的命运交给了别人去决策。我要澄清一点：20年后的今天，我们已经大大增进了对这两种手术的理解。我们现在知道，血管内手术是对许多病人极好的一项选择，它一如人们曾经希望的那样，能大大减少手术的发病率。今天的病人往往术后第二天就能回家，早早恢复工作，比以往更快地重返生活。

但我们也知道，对一个动脉瘤只做部分治疗，无论开颅还是盘绕术，都仍会留下破裂的风险。

到今天，我已经无法确定如果造影的当天将他带进手术室做夹闭，他是否还会因二次破裂而再度入院。就算现在写下这些文字时，那种"不管我做什么，结果都是一样"的想法，仍像是我在徒劳地减轻自责。假如我当初做了手术、但动脉瘤仍再次破裂，我肯定还会写下一段类似的文字，那时我懊悔的将不是自己没有行动，而是自己的盲动了。人会死。孩子会死。你可以出手或不出手，祈祷或不祈祷，你可以工作到精疲力尽但仍无法将人救活。死亡已经成为你日常节律的一部分。有人会习惯死亡，但我还是没找到法子对它彻底免疫。我迫切地想让它消失，但是出于某个奇怪的理由，我又迫切地不想放它走。没有了死亡，也就没有了守御的最后防线；没有了和死亡的斗争，我们就不那么像我们心目中的自己了。

不久前，我儿子杰克刚刚过了我第一次见到瑞安时他的年纪，那时的瑞安在血管造影室里，正躺在蓝色无菌单下沉睡。一看到杰克，我就常常不由得想起他。每当杰克和他的棒球队友一起摆出拍照的姿势，或是和学校里的朋友一起犯傻，我都能看见 ICU 墙上贴满的照片。有时当我闭起眼睛，将杰克或菲儿拥入怀中，那些照片也会浮现到眼前，这时我就会抱得格外用力——父母一旦知道孩子很快就不愿再忍受这样的深情拥抱时，就会如此。

送别的时刻来临之时，瑞安的父母自然伤心欲绝。悲恸之际，容不得请求宽恕，这宽恕的主要受益人只有我。大多数时候，父母只想把你甩在身后，忘了你这个人，因为当孩子的情况越来越糟时，你一天天带给他们的只有挣扎和强烈的悲伤。某种意义上，我们小儿神经外科医生永远会怀有一份缺憾，我们努力救治下一个病人，就是为了弥补上一桩失败。渐渐地，我也明白了：我们的任何决策只能依据当下的信息，有时情况并不会因为我们的行动而变好，或因为我们的不行动而变差。但是在写下这段文字的此刻，我依然能在屏幕上看见瑞安的动脉瘤，听见很早以前从我的嘴里说出的那些话，并无论如何都希望知道他宽恕了我。

16
父亲去世的那天早上

　　许多年里，关于我父亲的家族掌故中，总有一部分是关于他在密西西比空中国民警卫队(ANG)的那一段特别重要的经历。他当年一获得所读大学的许可，就加入了空军预备役，还去了飞行学校学习。在他非军事生涯的每一站里，他始终保有警卫队的职务，也一直在坚持飞行。到 20 世纪 80 年代中期，他经过努力在密西西比的杰克逊县做到了领导层，负责驾驶 C-130 大力神运输机*。很快，他就在同州默里迪恩（Meridian）的 ANG 基地获得了军官职位，并加入第 186 战术侦查大队。但这支队伍存在一些问题，尤其是士气低落。他们分到的是 F-4 鬼怪式，那是较老的一款战斗轰炸机，曾在越战中服役。当时空

---

* 昵称"大力神"（Hercules）的 C-130 是洛克希德公司研发的四发涡桨战术运输机，首飞 1954 年，至今仍服务于众多国家，是非常成功的机型，拥有众多改型。

军已经将它们大多替换成了新式的 F-15 和 F-16，ANG 拿到的
是空军的淘汰品。至少当时大家是这么看的。

而且，这批 F-4 还被拆掉机鼻下的机炮，换上了侦查相机。
整个队伍被改成了一支侦查队。大家都明白这只是别人不要的
货色，也没有武器，自己已经算不得战斗机飞行员，于是士气
始终低落，战斗准备不足成了常态。

就在这样的氛围中，我父亲发挥了他近乎无限的乐观和才
能，激励身边的人成为更好的自己。上任不久，他就确立了优
秀飞行员的名声：他曾在面对意外的起落架液压故障时，冷静
地丢掉油箱，以机腹成功着陆。渐渐地，他给队伍带来了转机，
这成了讲述他此后职业生涯的要件，有一天也会影响到我。

他对 186 大队的命令很简单：每次有任务时，他们这些
飞行员都要飞到危险的地方获取情报，以最大程度保证地面士
兵的安全，然后飞出敌阵。作为指挥官，他要求部下成为整支
ANG 中最精锐的飞行员。他们靠火力杀出敌阵的后路已经断绝，
只能靠飞行突围。这是最好的飞行员才能做到的。飞出生天，
别无他法。

他们确实做到了。小成功累积成了大胜利。他们从此再也
不愿做第二名。后来，186 大队在国家战备方面的评奖中屡屡
获得最高分，他们在全世界的各项任务中有力地代表了自己和
军方，在空军高级将领和美国参议院中都建立了声望，是 ANG
中难得能与正规美国空军达到同样战备状态的队伍。十年后，

当父亲因为渐冻症的拖累即将退休时，他获得了"密西西比木兰十字勋章"（Mississippi Magnolia Cross），以表彰他对186大队的变革性贡献。后来，他又获得美国空军的功绩勋章（Legion of Merit），这在军方颁发的奖章中排第七位，那是他最光荣的一天。在庆祝他退休的那一天，我母亲在他的外套上别了第二颗将星。然后，他的军事生涯连同飞行生涯就一起结束了。

关于我父亲的军事飞行员生涯我还知道一件事：虽然他很成功，也影响了我，但那段生涯绝不仅仅是胜利和转机。他错失过升迁，有些机会也是他这个密西西比州干洗店老板的儿子可望不可即的。我也记得，他虽然失望，却仍保持积极。他始终感激自己有机会飞行，可以与周围的人交往，并能将自己的意志和精力集中到他信仰的事业上去。我经过了一段时间才明白，这或许是他这个飞行员父亲留给我这个医生儿子的最宝贵教益：少关心成就和名誉，多关心与人的联结；少去想那条自以为无限上升的职业轨迹会无可避免地向平地坠落，多去想怎么栽培身边的人。

我做住院医师刚第二年时，父亲的渐冻症就明显已经到了末期。我艰难通过了库伯勒-罗斯的悲伤五阶段，在他临终之际回家去陪了他一个礼拜。*大家都知道我为什么回去，他也知道：

---

* 心理学家伊丽莎白·库伯勒-罗斯（Elisabeth Kübler-Ross）认为人在面临死亡或重大损失时，会经历否认、愤怒、讨价还价、抑郁和接受五个阶段。——译注

我是来道永别的。

我此前的一年，已经因为病人、急诊和长时间的工作而浑噩模糊。这些都可以掩盖他的确诊和衰退带来的悲伤。这一年我有两次时长一周的假期，我都在院里工作到了最后一分钟才走。梅利萨两次都到医院门口来接我，行李也已经帮我打包好，我们还是差点没赶上飞机。我记得两次在航班上低头查看，都发现自己仍穿着刷手服，裤脚边上还有血迹——多是不多，但我刚好看得出来。我想这使我看来有点像是个重要人物，俨然一副工作必须全情投入，礼仪甚至理智都必须靠边的样子。刚开始培训的时候，你会觉得体液是某种强大的东西、带有献祭的意味，你会很愿意沐浴其中——我记得有两个同期的实习生也是如此，他们在参加医师资格考试的最后一门时都是淋着一身胆汁上场的，在这场早 8 点的考试前的一个小时，他们刚刚奉命给一名肝脏衰竭的咳嗽病人做了腹膜腔穿刺。

我回家前的一个礼拜，爸爸刚刚勉强同意了插鼻饲管，每个人都劝他置管，也包括我。这是他唯一答应的操作。他决不接受气管切开或连呼吸机。他知道死亡在即。他觉得插了鼻饲管能让所有别人都轻松些。很不幸，他对麻醉的反应很糟，操作中他的血压陡然降低，后来被送入了医院。从那以后，他开始最后一次向着死亡缓慢衰退了。我不清楚他的鼻饲管到底有没有派上用场。

为了陪他，我从神经外科的住院培训中临时请了一周假，这种假期，只有在你的父母、伴侣或孩子去世或弥留之时才会获批。对了，我在住培期间从未参加过婚礼，葬礼也只参加了我父亲的。后来我的教母意外去世，我都没能去她的葬礼上抬棺。整整六年，我从朋友和亲戚的眼前消失了。只有一次例外：在我最后一年做住院总医师时，我妻子的姐姐决定在夏威夷结婚，我获准飞过去参加婚礼，条件是 24 小时后就得回来报到（后来经过协商，我在那边待了 72 小时）。

虽然渐冻症主要是破坏运动功能而非认知，但在那一周里，随着父亲的身体渐渐熄火，他的头脑也变得只有偶尔清醒了。家里起先有朋友到访，来向他和我母亲致意。但日子一久，自然只剩下母亲、伊芙、萨拉和我陪在他身旁。这是我们一家人最后的团聚时光了。

我离开的那天早晨他比较清醒，和身边的每个人都说了话。我抓到机会，请大家都出去让我们单独待一会儿。

我挨着他的床坐下，看着这个曾经强壮的男人，如今躺在病床上无法动弹。我到被子底下摸出了他靠近我的那一只手，它变得好小，紧绷的皮肤下面只剩肌腱和骨头，肌肉全萎缩了，大小鱼际也都凹陷下去。我想到以前看他开飞机，无论我们身处哪个型号之中，这一双手都能驾驶。升空后的几个小时里，我始终惊叹于这双手竟能如此轻松地在仪表盘上跃动。他操纵着那架阿兹特克在空中划一道弧线，还轻盈地在跑道上着陆，轻松得仿佛根本就没起飞过。

　　我想起了数年前他送我的那只听诊器，就是胸件上刻了他名字的那只。他也想过做医生，这个落空的梦想我已经帮他实现了。确诊之前，他一直喜欢听我说我参与治疗的那些病人的故事：他们来看病时有什么表现和症状，怎么确诊的，最后又是怎么康复或是放弃的。他要是还在，肯定也喜欢听我说说这些年的新故事：施救成功的喜悦，失去病人的悲伤，以及介于两者之间的种种情况。

　　陪坐在他身边时，我记得一天夜里我曾和他一同坐在我的公寓外面的轿车里。当时我快从医学院毕业了，即将去杜伦（Durham）开始新的生活，在住培中浸淫，到工作中藏身。我记得自己握起双拳砸在方向盘上："我为什么要干这个？这怎么就成了我唯一的选择？你为什么要把我骗上这条路？"接着，我的困惑和愤怒很快又变成了："你为什么非得生病？为什么是现在？为什么偏偏是渐冻症？你为什么非得现在死？"最后是一句自问：我为什么要离开家？

　　父亲静静地坐着。我的质问在周围的空气中回荡。我们都开始默默垂泪，然后拥抱了一会儿。他像这样彻底流露悲伤而不加抑制，我只见过这一次。我们继续在车里坐着，向前呆望了一会儿，然后我们中的一个伸手开了车门。

　　后来，我们走进我的公寓。梅利萨不在，她今晚去了她父母家，去和他们一起制订将来去杜伦看我们的计划。这个礼拜早些时候，她和我已经早早把屋子清理了一回，为下个月入住作准备。公寓里很乱，因为我们正在处理一些衣服和小摆设，不然塞不进我们在北卡第一年将要居住的那套四五十平方米的小公寓。当父亲小心翼翼地走过客厅，我紧随在他身后，见他伸手撑在墙上保持平衡。

我看着他走入我们的卧室，自己也跟了进去。之前用吸尘器打扫时，床从墙边挪开了，现在也没推回去。在床和墙壁间的空当里，我一眼看到了黑色橡胶管和金属部件，正是他很久以前送我的那只听诊器。当年我打算选心内科作为职业，常常在夜里躺在床上用它听梅利萨的心跳声，直到我们两个都沉沉睡去。它一定是在某天夜里从我手中滑落，就此不见的。后来生活继续，我终究没有选心内科，这只听诊器也一直待在这里，都已经蒙上了一层细灰。

父亲要我把听诊器捡起来递给他。我看着他抽出总放在口袋里的那块手帕，双手在听诊器表面缓缓打圈，细心地擦掉了上面的积灰。他轻柔地在胸件上擦出了光泽，这对于他孱弱的双手很不容易，尤其这孱弱到了夜间还会加重。他的拇指抚过那行镌刻的文字，那条他没有走成的路，"约翰·C.韦伦斯，MD"，就连我们的名字都是一样的。最后，他小心地收拢听诊器，放入外衣侧袋，就像很久之前把这件器械送给他的那位医生会做的那样。

* * *

一个护士进来又出去，惊醒了我。父亲的手依然不动，几乎被我的手包在了中间。萨拉进来看了看，见我还和她刚刚离开时一样坐着，很快又出去了。

如果说这种疾病还有什么正面成分，能够抵消逐渐死去的可怕、慢慢累加的悲伤和被偷走的欢乐，它一定出现在了我头脑中组织语言的那一刻——那是我给父亲的最后一番话。我双手捧起他萎缩的手，望着他的眼睛——这个一生只有一部分为我所知的男人，这个送我走上人生道路的男人。我想到自己对他的感激是多么深沉。他抬起头，微笑着看我说话。我牵起他的手放到胸前，我的一颗心几乎要跳出胸腔，里面装满了悲伤和感谢。还有爱。

* * *

翌日，我搭晚班飞机返程，一到医院，就又被卷入了紧急救治患者的洪流。神经外科住院培训的第二年就是这样忙碌，也亏得如此，我才能从悲伤中分心。有人需要我们挽救，有人只能放手，关注他们比关注我自己容易多了。

又过了一天，我被安排去协助一台手术，病人是一名 11 岁的患儿，患有一种小脑和颅底的先天畸形，叫"基亚里畸形 I 型"（又称"小脑扁桃体下疝畸形 I 型"），是根据 19 世纪末首次描述它的人命名的。患儿的下疝堵塞了第四脑室的出口，造成脑脊液流入脊髓中央而不是它的周围。如果不加治疗，症状会变得相当严重。在那之后的 25 年里，这种手术将成为我职业生涯的一个焦点，到今天已经是我最常做的手术了。但那一天，我却没赶上那孩子的手术。

早上 6 点查房完毕，我没直接去手术室，因为住院总医师叫我赶去神外病房处理一个术后的脑瘤患者。从病房出来后，我还是没有转个身下两段楼梯径直去手术室。我感到了一股前所未有的疲惫。睡眠不足对于我们这些神外住院医并不新鲜，那时候我们常有连续两个夜班再接上午一台手术的经历。

但是这次不一样。短短 48 小时前，我还陪在父亲的床边；而一回到医院，我就开始值长夜班了。

我匆匆走到护士站后面那间空休息室里。那一刻，我实在无力关心自己应该去哪儿报到，或者别人认为我应该做什么。我径直坐上一张椅子，面对一台光标闪烁的电脑，在桌面上一趴，脑袋枕着胳膊，立时沉入了睡眠。

人在深感疲惫时很快会进入一轮"快速眼动"（REM）睡眠，你的眼球在眼皮下左冲右突，大脑开始做梦。我不到几秒钟就进入了梦乡。

我梦见自己走在父亲身边，只有我们两个人。我们在密西西比南部自家的后院里，院子中央是我小时候爬过的那株高高的木兰树。父亲走到一半停下了，在一张 20 世纪 70 年代风格的塑料格折叠椅上坐下，这种椅子在后院里总摆着几张。我伸手攀上一根树枝，他在边上看着。然后一根接着一根，我攀上了树冠高处，我不记得在真实生活中爬得这样高过。

突然，耳边传来一声尖啸，音调很高，挥之不去。

我从高枝上俯瞰，见父亲没有反应。仿佛只有我能听见它。

我用臂弯勾着树枝，双手捂住耳朵，声音实在太大了。我想让它停下。它非停下不可。

"快让它停下！"我喊出声来。

我醒了，在椅子上坐直了身子。

声音来自我的呼机，我趴下前把它放在了面前的电脑旁边。

醒来后最初几秒我晕乎乎的，身上仍没有一丝力气，心里也只能想到当下："发生什么了？是有患者病危了。急诊室要我过去。妈的，我现在应该在手术室的。"

我低头查看呼机屏幕上的号码。我皱起眉头，困惑不已，想厘清这号码的意思。我这一觉错过了什么？我到底在想什么？

对方的区号是 601，包含整个密西西比南部，接着是一串不认识的号码。这他 m……？号码的最后跟着 911 三个数字，是从我家里传来的消息。

接下去几秒，随着我将混乱的碎片迅速拼合，一连串痛苦的念头浮了上来，一瞬间全部涌入心头：我父亲的渐冻症，他的衰退，最后那一个礼拜，他时断时续的清醒，我和他的告别。我赤裸裸地暴露在了这些念头之中。

现在，我知道了，是他的死。

* * *

那个早晨已经过去了25年，但那一刻的刺痛从未离我而去。我好像同时体验了两种截然不同的东西：一种是漫长的向死之路，这让他和我们都备受折磨；另一种是死亡本身，它的最终来临是一份解脱，却也是一次迅疾的震撼，那一刻体会到的悲伤深重而又惊人，今天想起来依然是这感觉。

有几次照看患儿时，我也在他们的父母和亲人脸上见过同样的悲伤：他们的孩子遇上了可怕而不可改变的事，一切都回不到从前了。而我父亲的死是我第一次真正失去一个人，第一次真正感到悲痛。有一阵子，每当有病人在我们倾尽所能后仍告不治，我就会重温到这份伤感。我想，我在做医生的最初几年里那么努力，为的就是避免这种深切的悲伤。在神经外科，失去病人乃是常事，无论当时还是现在都绕不过去。但一遍遍地目睹悲伤，确实让我明白了一个道理：悲伤如同喜悦，都是生命的一部分。不仅如此，失去所爱之人的极度悲伤，还会为爱所带来的强烈喜悦而加重，因为所爱与永失，是同一个人。这两种情感里少了一种，另一种都会因此失色，变得不那么真实。它们必须彼此依存。

在父亲去世后的岁月里，我时常在梦中和他一同走到那株木兰树下，或是登上那架阿兹特克穿行于云间。正是在这两个地方，我向他说起我那些病人的故事，某种程度上，它们也成了我的故事。在梦中，我们还坐在后院那几张70年代风的塑料格椅子上，看着他在现实中从未谋面的我的孩子，看他们玩耍嬉闹，看他们走向后院远处的菜园，我就在那里度过了童年。在梦中，他亲见了孩子们的出生、受洗以及各种恩典和喜乐时刻，那都是他在现实中因为早逝而无从经历的。在梦中，他再也没跟我说过再见。

我在第 4 章写道，我的办公桌上摆了一张他的照片，是他站在他的 F-4 鬼怪式战机边上拍的。照片中的他穿着草绿色飞行制服，腋下夹着头盔和航空包，身子悠闲地靠在那根从机鼻伸出与地面平行的细天线上。他笑容灿烂，比我平时记忆中的都要开心，几乎就要哈哈大笑出来。天线后面是一只木制螺旋桨，没人知道是从哪儿拆过来的。我过了片刻才意识到，木螺旋桨不该出现在这架高速喷气机的机鼻上。我还记得我和爸第一次发现这张照片时的情形。那是在我们老家，照片在他书桌的抽屉里。当时他的双手刚刚因渐冻症开始乏力。他指导着我把斩获的发现分作几堆。他告诉我他的首席飞行机械师是怎么把这个螺旋桨装到天线后面的。然后，机械师一边在停机坪等他，一边对他说自己终于想出了法子给上校的破飞机加速，以后就请他别再提这茬了。接着，就在两人一起大笑的时候，机械师拍下了我父亲，这位"木兰民兵"（他们都如此自称）的指挥官站在他钟爱的 F-4 鬼怪式旁的照片。他们俩谁也不会知道，这一瞬留下的影像，有一天会摆到上校儿子的办公桌上；也不会知道，这张照片将成为一条少有的线索，它牵出上校传奇而精彩的往事，在将他的儿子拉回过去的同时，也推着他走向未来。

17
降 生

这时候是不该有孩子降生的。

术野中，一个婴儿刚刚出现在无菌单的上方，玩偶似的小小身子仰面摊开手脚，由一双戴着手套的手轻轻抱起。这名新生儿的皮肤是黯淡的浅蓝色，布满斑点。仅仅几秒钟前，她还是一个 26 周大的胚胎，在子宫内接受我们修补脊髓脊膜膨出的手术。接着血光一闪，蓦地一个小小的孩子，一名女婴，就出现在了我们手上。

是胎盘突然从子宫壁上剥离了。它本该是一条生命线，给胎儿输送母亲的血液，眼下却开始迅速虹吸式吸血，也在吸走宝宝的生命。这个宝宝比正常情况早产了三个月，跳过了整个妊娠晚期。

脐带被迅速夹住切断，我盯住孩子的胸膛。没有一丝丝用力颤动的样子。她毫无动静，而周围越来越乱。再看一眼，她很容易被认作一块刚被切除的肺、肝或者别的器官组织，而不是一条刚被带来世间的新生命。

抱住她的那双戴手套的手挪动了一下。一条惨白的细肢伸出，软软地垂到小小身躯的旁边。

接着，就像她出现的时候那么突然，孩子又消失了：一双手臂伸过来接过了她，裹上一条毯子，把她带出了术野。刚才就有一群新生儿科医生围到我的后面，一接过孩子就背过身去。

手术室内的嘈杂一下子又回来了。各种警报和急迫的话语同时从四面八方响起。

"快打开创伤用血！"

"我需要一针管肾上腺素。"

"当心，当心，直接送她去暖箱……"

"这里吸一吸，我看不到出血点了！"

一小盘器械被撞下一张边桌，"哐啷啷"掉到了地上。手术室的门砰地打开，又一只移动柜子推了进来。新生儿科医生们把孩子轻轻放入暖箱，她身上的毯子这时已经掀开，好让暖箱用辐射为孩子保暖，它就是干这个的。不多时，婴儿就在一堵人墙后消失了。

我一转头，见胎盘在空中划出一道低低的弧线，被一位母胎外科医生匆匆扔进了洗手护士端着的一只蓝色塑料盆里。我看着护士小心地把胎盘的边缘往盆里塞了塞，然后交给更多伸出的手臂，胎盘于是也消失在人群中。我想起自己上一次参加的分娩——那是 30 年前，我还是名医学生。当时手术室里也是人山人海，其中一个人要给婴儿抽血拿去化验。不，不对，我记错了。我上一次参加的分娩，是我女儿菲儿的，她今年 13 岁了。我还记得她平静的面庞。她一开始没哭，只有软软的呼吸。还有喜悦，强烈的喜悦。

　　视线转回下方，一波波鲜血正从产妇开放的子宫中涌出。这是我们在神经外科从未处理过的状况。失血多得都能听见，从我们下方传来低低的汩汩声。两位母胎外科医师正在拼命工作，想找到源头止住出血。鲜血浸透手术巾，滴到地上。此时，两人的手术衣已经被血浸到了前臂中间，他们大声命令，要护士送来缝线和名字陌生的大型器械。我听到他们果断决策，想替这位年轻的母亲保住子宫。如果是我妻子，她会怎么决定？我的思绪回到很久以前，我们的第一个孩子还未出生的时候。我们曾经为了添人进口，在五年时间里一遍遍接受试管授精。

　　麻醉团队将静脉输液管调至"全开"，从而用快速输液补充失血，并且注入药物恢复血压。产妇陷入了更深的失血性休克。打气筒形状的大号注射器接上饱满的红色血袋，将血液从袋中抽出，紧急推进产妇体内，抽出、推进，再抽、再推，两个动作周而复始。几轮抽送之后，血压止住了陡降的势头，开始稳定。"世上最好的医学也只能做到这一步，"我记得很久以前有人在急诊部的创伤区对我这么说，"对付失血的最佳疗法就是输血。"当时，我的刷手裤上也溅满了血。我记得自己别过脸去，拳头握紧，在心里接受了失败。很久以前在急诊部的那次失败，意味着病人的死亡。那是我的启蒙课。

我回头张望，见新生儿科团队已经成功给婴儿插管，并用一只小小的球囊氧气面罩启动了她最初的呼吸，她的肺部太小太弱，每次呼吸治疗师的手指只在球囊上微微使力，逼出来的呼吸只有一丝丝。要是球囊捏得太快、太放肆，把满满一球囊气体都捏给婴儿，就会撑破她的肺部，那样想要救她一命的人，反而会给她造成不可挽回的致命伤害。

我的身边迅速出现了两条阵线。刚才的激变之后，打响了两场对抗死亡的战斗，而我发现自己正手举显微器械呆呆站着，一点派不上用场。转眼间，我变成了只是一个旁观者。

我们今天在这里只有一个目的，就是为这孩子修复开放的脊髓。胎儿脊柱裂手术能使一个孩子日后的生活大为改善。大约十年前我接下这份工作时，还不太相信这一点。在来这里之前的十年中，我形成了一条一直很管用的经验法则：凡事要看证据。这证据不止于科学论文。我一定要自己看到患者的近况，听到他们的故事。

而现在我已经成了这支团队不可或缺的成员。诺埃尔在将职业生涯奉献给胎儿神经外科之后却英年早逝，我接替他的位置，现在成了那个到全国演讲、发表论文的人，我还去外国帮同行启动项目。现在我是大人物了。好了，大伙儿都过来听一下：当一切糟糕透顶的时候，记住你这个小儿神经外科医师一定要呆站着不动哦。

血液干结，我的手套已然变得黏糊糊，而我只是在各支团队间来回顾盼。我突然沦为了旁观者，在这片混沌、嘈杂和鲜血中茕茕孑立。

我见凯莉完全担起了首席母胎外科医生的责任，在用粗粗的镀铬缝线缝合子宫壁，好为它止血，另一名外科医生紧紧抓着子宫，正用尽全力按压，协助止血。

短短几分钟前，手术室里还很安静，大家盯着监视器，画面是我在修补缺损。我的助手是一名培训到第六年的神外住院医，已经确定将来要从事小儿神经外科，不久前刚决定在漫长的七年培训之后再加一年。安装在墙上的监视器显示着我们的器械尖端共同进退的画面。这台手术并不顺利。上周那台手术，她负责缝合胎儿的后背，我负责将每段缝线拉紧。今天不是这样。今天又变回了她协助我。从麻醉诱导开始，这台手术的每一步都很艰难，都有某种阻力。

我们对孩子的爸妈说了手术风险。签知情同意书的时候我们绝不能隐瞒。母亲可能面临生命危险。如果出现意外，我们会优先救她，然后再救胎儿。她是一名化妆师，他是 IT 技术员，他们已经有了两个孩子。他们在 GoFundMe 平台上开了个募捐账号，这样等到他们的女儿术后出院，他们就负担得起脱产在家陪她。和另外两个孩子欢度圣诞节的事，今年只能让位了，孩子们也明白为什么：小妹妹要做手术。一家人都为这个尚未出世的小女孩做了牺牲。一点没有犹豫。

　　手术那天，从清晨5点开始的每一个检查步骤中，他们都表现得谦恭、专注而忙碌，他们完全相信关闭缺损是最好的决策，所有牺牲都值得冒险一试：看看围绕在我们身边的善意吧。

　　用超声在子宫壁上找到合适的进入通道之后，凯莉小心翼翼地打开一个洞口并将它扩大，她使用了缝线和一只吻合器，它们能预防布满血管的子宫壁从切口处大量出血。超声印证了我们看到的情况：胎儿转了个身，将背部和手术部位藏了起来。一般来说，这不是什么大问题，但这一次当我们试着将胎儿在子宫内转过来时，却并不顺利。使胎儿背部朝上进入视野的标准动作没有奏效。胎儿背上的手术部位老是转回原来的位置，我老也够不着它。

　　我看着这一幕一再发生。最后有人将两根手指伸到了子宫右侧的下方。我手持一把钳子，小心地夹住胎儿皮肤上的健康部位，在子宫里把她翻转过来背对着我。

　　发育不良的脊髓从打开的子宫壁中凸了起来。它的表面就是神经元组织，和正常组织相比显得模糊而不成形。到现在，这个病例有一点正常之处吗？脊髓的其他部分在凸起下方延伸，消失在椎管里。这个我看得很清楚。我们通常的目标是在暴露部位的周围切割，将这块神经元组织（即基板）与皮肤分离，好将它重新安顿回椎管里。然后我们或是切下一层硬膜缝在它上面，或者，要是病人自身的组织已经脆弱得像湿纸巾，我们就盖一小块移植组织上去。那以后，我们会小心地创造一块外科平面，或者说一处空间，它开在背部的肌群和皮肤之间，从背部中央一直开到胎儿的两肋，超出可见的子宫开口，这是为了将足量的皮肤切松，好拉到中间来关闭缺损。在我们领域很少做这样的非直视分离（blind dissection）。

但今天这个计划完全行不通。母亲的血压几乎从一开始就高低不定，监护仪上不时响起警报。麻醉团队激动地往静脉里注射各种药物为她调节血压，手术室一角的几位小儿心内科医生则紧盯着监护仪上的胎心图像，胎儿的血流问题出现又消失，他们的叫声也跟着此起彼伏。

最后，我终于打开那包液体释放压力，并开始在平平的基板周围切割，准备将它和正常皮肤分离。

这时，警报从帘子另一边的麻醉监护仪上响了起来。一个平静的声音说道："我们这儿有一个血压棘波，正在处理。"

监护胎心的心内科医生也说："我们这儿显示有一处充盈受损。"那是出血的早期表现，哪里出血不知道。

基板又一次转了过去。可恶，难道做不成了？凯莉和我一起动手，试着把它再转回来。一个从下面柔柔地推，另一个从上面更轻轻地拉。

忽然间，从我下面的指关节处涌出来一波血浪，迅速淹没了我的手指。转眼间，我在手术放大镜里就看见海啸似的鲜血吞没视野，短短几秒就注满了整个子宫。

　　"早剥！"凯莉紧急呼叫，告诉大家胎盘已开始从子宫内壁脱落。

　　我们团队合作这类手术已有十年，从未发生过这样的一幕。电光石火之间，我们已经完全置身其中，一切都有了风险：未出生的胎儿可能死，孕妇可能死，两个都可能死。此刻，对手术室里的每一个人而言，整个宇宙只剩下了这个胎儿和她勇敢的母亲。

　　我手上还拿着小钳子和小剪子，血已经涌到了我的手腕。血池下方某处，我还夹着胎儿薄薄的后背皮肤。

　　"准备分娩胎儿。"凯莉冷静镇定地说，"杰伊，你得放手了。"

　　放手。

　　我从来没到过这样的地步：要在中途离开手术台。周围监护仪响个不停，血越积越多，整个事态急转直下。我所受的熏陶一直是要始终向前、决不退后。而现在我却僵在原地，成了个碍事的废人。

　　"放手，杰伊。"

　　只一个动作，我就放开胎儿，抽回了双手。凯莉和她的团队看准间隙插了进去。钢刀纯熟地一闪，子宫扩大了开口，她伸手进去。

* * *

　　出血止住了，产妇和刚还是胚胎的婴儿情况稳定。凯莉到外面和父亲谈话去了。留下的一名母胎外科医师和他的助手正有条不紊地为产妇关闭腹部。帘子的另一侧，麻醉团队的气氛要平静得多。没有警报，不用输血，也没有激烈的交谈。我只听见有人说了句什么，引起一声尴尬的轻笑。

我望向 Isolette 婴儿培养箱那边，插在婴儿气管里的呼吸管正将氧气送入肺部。她的胸膛轻柔起伏。护士小心地在管中加入微量药物，因为她的静脉太细，还不能注射。她的心率很快，但那边的各位都很平静。透过他们的口罩边，我看到了微笑。还有人干脆悠闲地靠到了墙上。看来一切正常。至少以当下的标准是正常的。

刹那间，我想起婴儿的后背还没关闭。

梅利萨·布罗伊尔斯依然是所有胎儿手术的洗手护士，她见我东张西望，从手术室另一头对我说："你的另外那套器械我都消毒准备好了。"

我穿着早已污染的手术衣，挤进婴儿身边的人群，告诉他们我打算在婴儿离开手术室之前，先关闭她的背部。我开始的手术，我想自己结束。我的任务还没完。

"你能在 15 分钟内做完吗？"首席新生儿科医生问我，"我们现在是把她稳住了，但她最好 15 分钟后已经送进了 ICU。"

我点点头，走出人群重新刷手。我的高年资住院医也没多问，跟我出去做同样的准备。一方面我需要她的帮助，另一方面，凭我对她的了解，我也知道她也有帮我的需要。她要参与这台我们才知道怎么做的手术。她想要"完成"。既完成婴儿后背的关闭，也完成我们作为神外医生的职责，完成我们合作的最后几例胎儿手术中的这一台，之后她就会在培训的最后一年即专培阶段转回成人医疗。

我们一起进去，在刷手池边默默刷手。梅利萨递了毛巾给我们，接着又递上手术衣和手套。我们准备停当。

我本能地走向了那位母亲，走向刚才的一切发生时我站立的地方。但我随即意识到自己错了，又转向了婴儿培养箱那边。新生儿科团队让出了一条路，我们开始了。

很快，我和住院医师的手就一起开始了关闭。我们谨慎地分离每一层组织，再用细细的线将它们缝合。最后几针时，婴儿的皮肤已经泛出粉色，略略起了皱。我们完工了。

最后的一步值得一提：没人找得到一块适合 26 周大婴儿的小敷料。这间手术室之前从来用不上这个。

凯莉回到了手术室，她刚才在外面和那位丈夫谈了几分钟。

"我先是告诉他出现了胎盘早剥，我们只能分娩孩子。然后我又说妈妈和小姑娘都很稳定。"她跟手术室里的人说，"总的来说，他状态不错，只是一开始听到消息时受了惊吓。"

接着她转过头，对我一个人说："你猜他问我的第一件事是什么？"

我没吭声。住院医师专心地在孩子的后背贴了块临时敷料，那是她从一块较大的敷料上裁下的。

我隐约猜到了凯莉要说什么。当她开口时，我又回想起了刚才那阵血潮和此起彼伏的警报，还有在明白自己必须退下时，那股席卷全身的感受。还有这间手术室里的每一个人，这支共事了近十年的团队，如何倾尽全力把妈妈和宝宝救了回来。

放手，杰伊。

"你在听吗，杰伊？"凯莉问我。

放手。

"他问的第一件事，是你有没有把她的后背给合上。"

18
小小的密西西比式割伤

"那兔崽子用斧子劈我！"

一名男子刚刚冲进急诊部大门，用一块破布捂在脖子前面，那块破布和他全身的衣服都浸透了又黏又湿的血。他看上去30来岁，面色白得像鬼，体格魁伟，就像高中做过橄榄球队前锋的人多年以后的体形。当他怒目圆睁站在门里，鲜血从他的指缝溢出，顺着胳膊流下，在地上积成了一汪。在他身后，两扇自动门卡在半开半闭之间，一阵阵地抽搐。门外，一辆轿车迅速驶入黑夜。

"把他送去创伤4区，快！"有人喊道。

护士长打断我手上的工作，紧急把我推进了创伤区，此时我正端着一盘尿样准备送去化验室，这下有五个人的命运要推迟宣布了，不知道他们的毒检、孕检或者膀胱感染检查是不是阳性。那男人四仰八叉躺上了一张轮床，门口到轮床之间的地上留下了一行血脚印。

"快来人啊！"一名护士一边尽量把他按在轮床上，一边说，"他的血快流光了。"

我当时是医学院的四年级生，当年就要离校，因为我报名参加了急诊医学轮转，理由有二。其一是我想去"缝线盒子"磨炼缝合技术——这是急诊部后走廊上的一间无窗房，四年级学生在值班时遇到任何轻度裂伤，就会去那里缝合伤口。这个名为"盒子"的房间里有几个架子，上面摆着一拉溜五颜六色的盒子，里面放了各种类型、各种粗细的缝线，还有各种形状的缝针，凡是你想得到的里面都有。如果你需要关闭一处复杂的星形眉弓裂伤，这里有细小的 6-0 普理灵™单股缝线。在它旁边的墙上钉着一块牌子，高度与视线齐平，上写"守则 4：别，剃，眉，毛"。墙上没再钉其他守则；似乎只有这一条留了下来，没被淘汰。这里还有粗而结实的 1-0 薇乔缝线，用来在关节周围做皮下缝合，若没有它，关节处几乎无时不在的剪切力就会将伤口扯开。（出于某种神秘的未知原因，缝线越细，它的 0-0 编码反而越大。）最底层的架子上还摆着几本已经翻烂的书，都划了线、卷了边，用来快速查询。许多新锐的密西西比州外科医生，当年在医学院念四年级时，都曾在这个地方度过周末的夜晚。

理由之二，是这里有利于轮班的日程表和讨喜的工作时间。在这之前的三年零九个月里，我每周末都要一早赶到解剖实验室，深夜里还要值住院医负责的班，只要醒着的每一个钟点，我都要向视线范围内的所有外科医师证明，我是自神经外科学创始人哈维·库欣（Harvey Cushing）本人之后最用功的医学生，好像这样才配得上神经外科这一竞争激烈的领域似的。经过了这三年多的操劳，我准备稍微逍遥一下。常有人说，神经外科住院培训中最好的日子是你在医学院念到四年级中间的时候，这时你已经明确自己拿到了住院医生的资格，而正式的住院培训又要明年七月才开始。

我们很快给男子取了个绰号叫"斧子男"，他已经安静下来，那块浸满血水的脏破布也被迅速换成了清洁的纱布，更换时一股鲜红的血液激射出来，差点打到了上面的无影灯。

"哎哟，看着不太妙啊。"某人在我身后拖着长音说道。

说话的是汉普·弗赖伊（Hamp Frye），创伤区住院总医师，他经过我的身边走到床脚，那是手术室里的主控位置。汉普是彻头彻尾的密西西比三角洲人，从不紧张，始终淡定，偶尔还显得像在昏睡。我念本科时认识不少像他这样的人。我和他们一起在格林伍德周围的田野中猎鸭，入夜后又在同一片田野里喝啤酒，和他们的女友带来的朋友跳舞，高高的篝火喷出的火星混入璀璨星空。我能想象，汉普也是这么长大的。我仿佛看见他在楚拉（Tchula）的一顶狩猎帐篷里用野营炉烘手，很可能还会拿一点波本威士忌倒进喉咙，在密西西比三角洲冰冷的早晨暖暖身子。

他的团队包括几名穿着白大褂和刷手服的外科住院医师，

他们分散在三个别的急诊室里，正在治疗一例腹部枪伤和一名因车祸而盆骨骨折的青少年。只有汉普一个人站在我旁边。斧子男的脉搏血氧仪传出持续的嘀嘀声，说明失血和激越使他心率升高，但血氧还正常。护士在我们把他强按到床上时注射的镇静剂开始起作用了。我按在他颈部的手也暂时止住了出血。

"我估计他有四层组织需要关闭，韦伦斯。我来帮你一把。"我们戴好手套，在伤口周围备皮，并伸出一根手指压住这台"主血泵"，每次我一挪开手指用必达净®（聚维酮碘）为他清创消毒，里面就喷出一股血泉。

"是颈动脉。"

"颈动脉是什么鬼？"男人在我们将无菌毛巾铺到他伤口周围时喊道，"兔崽子！好疼！"边喊边要把毛巾从脖子上扯掉。

汉普一把抓住男子的手，盯着他的眼睛开始说话，口吻中一点没有了南方仔的那种"蹦字儿"感："先生，你在通向脑子的主血管上有一道切口。如果我们现在不把它缝好，你就会死。死掉，死透。懂了吗？现在给我老实待着！"

安静了。老实了。

汉普把一只持针器举到伤口上方，我仍在用手指压着那里的颈动脉，并感受到它在手指下跳动，那是血液在通过我按压的部位冲向脑部。我使的力恰到好处，再重一点，这些不可或缺的含氧血就无法入脑，会造成脑缺氧了。

"我数到三，你抬起手指再放下，好比我是个小孩，你要帮我系鞋带，又不想让我把结解开。明白吗？"

"明白，长官。"我回答。

"一、二，"他数道，"三！"

话音刚落，我抬起手指，汉普的持针器唰地从我手指下冲了过去。血洞的边缘看得清清楚楚，因为洞口强有力地连续射出了一根根鲜红的血柱，它们飞到空中，又洒到了床下。自此以后，我再也没有忘记人类一次心跳的威力，后来一年年地给住院医师和学生上课，我也常会提到这一瞬间。汉普做了第一段8字缝合后，我迅速将手指压回缝线处，它现在松松地封住了洞口。汉普将缝线打结，动作很小心：既要将缝线扎紧，又不能把它从血管壁上扯豁下来。我再次抬起手指。没有喷射了。能看见的只有暴露的颈动脉在一跳一跳，以及肌肉切口的清晰边缘。我伸手下去剪掉打结后的线尾。一止住颈动脉出血，我们就能更好地评估他的整体伤势了。这一下劈得很整齐。看来是先把颈动脉鞘上方的肌肉劈成了两半，接着又将颈动脉割裂。再劈深一点，他很可能就会在送来急诊部的车上血尽而亡。

这时急诊部主治医师匆匆进来，后面跟着护士长。

"这儿到底算怎么回事，弗赖伊？病历在哪儿？你没通知急诊部主治就做手术了？病人的名字我们好像都不知道吧！"

汉普脱下手套，看着冲他怒目而视的两人，身体放松了下来。那个三角洲仔又回来了。

"哦，大夫，这儿没问题，就是个小小的密西西比式割伤。

我就是帮着这位华生做了点儿缝合。"他故意说错了我的名字，"我现在就回手术室，照你的吩咐去处理那根热乎阑尾。"他一边说，一边微笑着退出了房间。

就在消失之前，他最后说了一句："关闭前一定要用干净的盐水洗一洗哦，华生。"说完就没影了。

急诊部主治看了看护士，又看了看我，再看了看男子颈部收拾妥当的劈口，没说什么就出去了。

在创伤区，我用一升无菌盐水清洗了斧子男的伤口，接着又推着他回到缝线盒子。他的脖子全程盖着手术巾。我们推他进去停好之后，他又开口了。

"我现在能说话了吗？"

"可以了。"我说，"我要在伤口周围抹点麻药，方便缝合。这会花点时间。"

给他麻醉之后，我开始了漫长的操作，修补他胸锁乳突肌上切口的两边。这块肌肉对于头部的转动相当重要。修补肌肉并不容易，尤其是负责转动颈部的大块肌肉。如果用标准的间断缝合，只会使缝线从平行的肌肉纤维中滑脱。幸好，架子上的一本书里有一章写了该怎么做。我把书在身后的台面上摊开，边查边做缝合，我相当确信，我正在搞的这个仪式过去在这间屋子里已经重复了许多次。

"情况坏吗，大夫？"斧子男问我。

我告诉他情况比刚才好了，他肯定能活下来。我这么说，其实是在为颈部闭合的最终结果设定一个很低的标准。我一边缝合，他一边对我说起他的表弟，也是他最好的朋友。他说他犯了错误，约了表弟的女朋友出去玩。两人就因为这个，再加上一点廉价威士忌的酒劲，打了起来。表弟来找他对质，两人开始拳脚相加，从屋里打到院子，又打到工具棚。最后他把表弟摁倒在地连续捶脸，想让他失去还手之力。就在这时，表弟随手一摸，摸到了靠在工具棚墙上的短斧，抄起来就是一挥。

"我打得也没多狠啊，大夫。"他在蓝色手术巾下说道。

听完故事，我断断续续地提醒他在我缝针的时候不要唱歌，因为唱歌会牵动肌肉，使缝合变得更难，说老实话，在职业生涯的这个当口，我最好让事情都简单一些。

我终于关闭了整条伤口，周围已经没有人可以告诉我缝得好不好了。他现在有了一段俨然完好的脖子，至少我这么认为。看起来和书上的图片一样。我小心地为他缠好绷带，告诉他几天后如何清洗伤口。没过几分钟，我听见走廊传来了一阵骚动。

"他是我的家人！"有人大声喊叫，"我表哥！我非得进去！"

几秒钟后，一个身形比我这病人还魁梧、但一看就是他（用我们密西西比的话说）"血亲"的男人闯进了缝合室。他的一张脸又青又肿，两只眼睛几乎挤封了起来。但我在他的眼睛里看见了害怕。他害怕会在急诊部深处的这间房里见到某些情况。害怕的后面还有懊悔，我猜这是盛怒消退后很快就出现的情绪。我确信之前在急诊部门外听见的一定是他汽车轮胎的尖啸，因为斧子男说了，表弟来找他对质时旁边没有别人。

他在屋里扫视了一圈，目光很快停在表哥身上，后者已从推车上坐起，手术巾掉在地上皱成了一团，衣服浸透血渍。

"该死，阿红！"他说，"你是怎么了啊？"

现在叫"阿红"的斧子男直直地望着这个表弟，双眼泛红，前臂肌肉紧绷。时间不断地流逝。我也暗暗发力，将缝线托盘和里面的尖东西推到了一边，等着听他的下一句话。我手里捏了一把止血钳，好像万一形势恶化能用这东西自卫似的。

又过了一阵儿，阿红终于开了口："就是他妈的在酒吧里打架，被个死醉鬼用碎玻璃瓶扎了。你怎么来了？"

于是都结束了。挖墙脚引起的愤怒，从屋里打进院子，抄起斧子一挥，轿车一声尖啸开走，全都消失了。就在这一刻，故事被永久改写。在今后的故事版本里，阿红不会在早该停手的时候还一拳接一拳地暴揍表弟，表弟也不会揣着一肚子老酒和酸醋奋力砍劈。我在一旁听着他们交谈，阿红在轮床上，表弟站他身边，我听到故事大变了模样：阿红在酒吧里被醉汉暴起袭击，表弟前来助阵，兄弟二人并肩奋战，最后哥哥被酒瓶割伤，情急送入医院。两人的亲情和友谊地久天长。

我意识到自己手上还握着止血钳准备防身，于是松开手，任由它哐啷一声落进托盘。阿红跳下轮床，一条胳膊搭到表弟肩上。两人转身向外走去，一边还看着阿红裤子上的血迹放声大笑。我伴着他们一起走向出口，走向今晚早些时候阿红进来

求救的那两扇自动门，我想给他们开点抗生素治伤，再开几卷
纱布用来更换。但阿红摇摇头，和表弟两个径直步入了夜色。

　　"没问题了，大夫。"斧子男阿红回头对我说道，"我表弟会
把我照顾得好好的。"

19
卢克的惊险一跃

比赛进行到第三跳时，最坏的事情发生了。赛道中，翻滚的骑手和越野摩托扬起的烟尘终于落下，一边的露天看台上，父母的热切顿时化作了恐惧。这是一个温暖的秋日傍晚，巨型泛光灯上落满点点昆虫，将暮色照成白昼，也照出了观众面前的混沌场景。一个接着一个，骑手们徐徐坐起，揉揉脑袋，向观众席挥手。家长们也起身一路小跑来到通向赛道的铁门口，松了口气。人群中响起试探性的笑声，有人提前鼓起了掌。

然而，有一个男孩没有起来。他仍躺在赛道上，蜷成一坨，一动不动，脑袋下面有一摊鲜血越来越大。人群重新归于安静。"这是谁家的孩子？是卢克吗？"躺在烟尘中的男孩正是卢克，卢克·诺兰（Luke Nolan），他已经这样躺了有一阵了。

卢克的父亲就在赛道旁边的露天观众席上，就在他的面前，12 岁的卢克在一段直道加速之后，和周围的骑手一样接着加速冲上土丘，这是他在赛道上的第一圈，也是唯一一圈。然后不知怎的，某个骑手的车轮卡到了别人的，混乱开始了。第一次腾空落地时，卢克摔下了摩托，本来扣好的头盔竟然也从头上飞了出去。再次弹起时，一辆翻滚的摩托的车把刺穿了他的颅骨，在他左边的颅骨和脑子上挖出了一条二三厘米深的粗糙沟槽。左脑可是优势半球，包含着调控语言的脑区。大多数时候没人能在这样的伤势下存活，伤者会当场死亡。

卢克的父亲推开围拢的人群到了儿子身边，想都没想就从泥土赛道上抱起了儿子，塞进某人的车子火速赶到了当地医院。当初是否该留在原地等救护车，我们再也无从知道了。很惊人，卢克的脊椎竟没有受伤，而那才是现场瘫痪最常见的原因。那家医院的急诊人员迅速替他包扎头部，以保持血压、止住出血，然后用救护车把孩子紧急转运到了我们这里。传呼在傍晚发出，通知相关团队卢克即将送到。救护车将他送入创伤区时我们都在。他父亲也从救护车上下来，伴着轮床一路疾走。

虽然我有个住院医生在急诊部，我还是亲自去了，因为我刚做完一台手术，从下午一直到了晚上，本来就要下去取上背包骑车回家的。我是第一年做主治，渴望从头参与治疗，或许是我身上还留着一些住培时的习惯吧。梅利萨这时是低年资住院医师，几年后肯定会当住院总医师。她同样任务繁忙，要负责许多手术以外的事项，常常要在医院过夜。所以家里本来就没有什么温馨的晚餐或有趣的对话在等我。步行穿过急诊部时，我在体内感到一阵熟悉的肾上腺素涌起。我瞟了一眼男孩头上匆匆戴上但足以救命的头套，很快明白自己后面好几个小时都回不了家了，于是又切回了工作档。

我扫了一眼男孩头部的 CT 片，发现颅骨和颅内的脑子都受了严重损伤，而后，我马上带他父亲来到急诊部咨询室，与他讨论即将开展的手术。我还必须取得他的同意。医生在家长在场的情况下未经同意而开展手术即构成殴打罪——听上去很怪，但法律就是这么规定的。所以，家长同意是手术中极重要的一环。（如果没有家长或亲属在场，也可做紧急同意处理，但必须有两名主治医师的批准才行。）之前我做住院医时，这种谈话的主要目的是获得家属同意，而不是和他们交流情感。但是今晚，这一点将在我身上永久地改变。

谈话时我始终站着，卢克的父亲也没坐下，我们平视着对方。他留了一部山羊胡，周围的颔须大多未剃。他上身穿一件薄薄的蓝牛仔外套，已经褪了色，头上的棒球帽满是灰尘，帽子底下的黑色头发上密布汗珠。他双眼泛红，面庞起皱——担忧和持续紧张开始显出了后果。屋里只有我们两人。贴在灯箱上的几张片子显示着男孩头颅所受的重创，幽蓝的灯光洒在我们身上。我报出自己的名字，说我是今晚值班的小儿神经外科医师。说话间，他把头垂到胸前，举起一只手蒙住了双眼。这时我才正式行医不久。我多希望自己当时伸一只手搭到他肩上安慰他。就算急着去手术室，稍微搭一下也好。换作今天，我肯定会这么做；今天，在我知道的儿神外医生里，95%都会这么做。要找到平衡。既表达同情，也保持专注，然后继续工作。但在那时，我还没有像后来那样千百次地经历这种场面，还没有学到那些经验。我只告诉自己：拿下同意书，就进手术室。

于是我没有多做什么，只是稍等片刻让他镇定下来，然后嘟囔了一句"我知道这很残酷"之类的。这种谈话在任何场所都不太合适。急诊室里太乱，自家的孩子在旁边重伤垂危会令家长分心，医护来来回回也让他们承受不起。急诊室外面也成问题，因为别的病人会听见，这么做已经不见容于隐私法律了。因此要与家属面谈，最后剩下的场所只有咨询室，那里往往装修简朴，有三四把椅子，一张桌子上放着一盒纸巾，墙上挂一幅淡雅的画。如今，灯箱已经为一台显示图像的电脑所取代，就像传呼机和手写病历一样消失了。

我低下头去，心中涌进了各种念头：待会儿要打给手术委员要他们动员手术团队，要确认联络正确的实验室，要记得打给小儿ICU通知他们留一张床位给术后的病人，还有其他23件事情，做好了才能开始手术，另外还要给血液做配型——就在这时，我看到了这位父亲的鞋子。比鞋子稍高一点，在那条蓝色牛仔裤的裤脚边上，我发现了一块隐约有些眼熟的灰色，刚才它混在孩子的血里，一起溅到了他的衣裤上，有一点还沾到了下面的袜子。那是脑组织。他儿子的脑组织。脑组织混合着血液头发泥土和青草，就落在这个人身上，鲜血和污泥形成了一层暗红的光泽，盖住了他的上衣、裤子正面和裤脚边。我瞬间想象出了他在那条尘土赛道上俯身将儿子抱起的画面，那是他唯一知道的事：行动起来，把儿子送去治疗。我立时抬头望向这位父亲，仿佛感受到了一丝他的感受，那种外人无从想象的痛苦。我们目光交织。他告诉我他儿子叫卢克，并哽咽地说他们喜欢一起跑摩托车。短短几分钟后，我就进到手术室里，努力救他的儿子，但是做手术的过程中，我怎么也忘不掉这位父亲站在我面前哭泣、裤腿上沾着儿子脑子的样子。

小儿神经外科往往比其他医学分支更加急迫，即使在大神外领域内也是如此。在我担任过教职的两家机构，都有大约1/3以上的手术，是我们在开展前48小时还不知道的。反过来说，在我们相聚手术台的48小时之前，那些病人还根本不是病人，他们只是过着日子、想着心事的普通人，浑然不觉有任何异样。我在做医学生或神外住院医的时候，大概对这一点还缺乏体会。我只知道那时候的每一个病例，无论成人还是小儿，都是急诊病例。培训时，除手术以外，我们的绝大部分时间都在急诊部或 ICU 照料危重病人，很少涉足门诊部其他科室的那种更加平静有序的工作。

但那时我们都年轻，都被这个紧张激烈的领域所吸引。情况紧急才有肾上腺素。情况紧急才有机会做手术。情况紧急，才能在难得休息的时候，和彼此吹牛讲故事。直到后来，当我做了主治、接着又成了父亲，"紧急情况"才有了别样的含义。

原来紧急情况还是某个人的孩子。紧急情况也可以是某个人的全部世界，这世界的未来取决于你将做出怎样的决策。不久前，在小儿 ICU 那间狭小的家属咨询室里，我和一位中年穆斯林妇女隔着一张桌子坐着，刚给她唯一的孩子下了脑瘤诊断。

"请治好他，大夫，我求求你。"她的头巾边缘被泪水沾湿了，"他是我的太阳，我的月亮，是我天空中的每一颗星星。"

渐渐地我开始明白，这些紧急病例就是我所谓的"小儿神经外科的公共卫生使命"。我们这门职业，最关键就是保证周围社区的需求要得到满足。根据这个模型，家长有权期待自己的孩子在需要医治时能得到医治，无论那是新诊断出的青少年糖尿病需要找小儿内分泌医师，手臂骨折须由小儿骨科治疗，还是脑、脊椎或脊髓的伤病需要手术。我们作为小儿神经外科医师，职责是照顾那些需要评估和专科治疗的孩子，我们常常要紧急进入手术室，去治疗创伤、脑内血块、脑积水成疝以及许多其他疾病。还有一些算不得急诊，但也相当紧迫，也须加进日程，最好次日就给予治疗。这些病例都会归入手术室委员会的那个高度复杂而神秘的"分级"体系的某处，这一体系决定着北美乃至全球病人的就诊顺序。后一类情况包括脊柱裂、小儿脑瘤，以及一两天内不加处理就会恶化的其他林林总总。随着我们的职业生涯不断进展，我主张我们的角色也要不断演进，起初是埋头干活、顺应既有的体系，到后期则要主动参与创立更好的体系，以确保能实施及时且良好的治疗。我们中有些幸运儿，能把两方面都做到。

我给卢克做了好几次手术。赛道的泥土里携带了各种微生物。他感染了，但是借由积极的冲洗术、优秀的感染病专家和强大的抗生素，我们替他清除了感染。第一晚的第一台手术旨在从受伤的脑部清除赛道和草地上来的渣子、取出破碎污染的颅骨碎片，并止住撕裂皮肤的出血。幸运的是，他剩下的皮肤面积够大，可以直接关闭创口而不必用皮肤移植物。几天后，一治好感染，我们又回到手术室，从他大腿侧面的肌肉上切下一层纸一样薄的肌肉筋膜，用来替代他的硬脑膜，因为他受伤的那侧硬脑膜在事故中被挖掉了一块。这等于是为脑子和脑脊液罩上一层保护膜，与其他修复部位隔开，使脑子可以进行一些愈合。除一名住院医师之外，我在这台手术中的副手包括一名执业外科助理医师，以及更重要的，一位解剖学博士。手术前，他特地为这台手术在遗体实验室操练了几个小时，复习腿部肌肉、筋膜和供血的相关解剖结构——后面，这位沙恩·塔布斯博士（Dr. Shane Tubbs）会发表 1000 多篇论文充实解剖学及外科学文献，影响众多神经外科医师的培训，并为需要接受神外手术的儿童和成人提高了生活质量。沙恩递给我的那片从做好准备的腿上切下的筋膜，大小完全合适，余量也足够。这是此刻最美妙的事。我们把整片都用上了。

几周后，我们又为卢克替换了在事故中粉碎以及在初次手术中摘除的那部分颅骨，用的是他自己的几层颅骨。这种方法叫"中厚骨移植"，源自从 20 世纪初的发现中衍生的几项技术。我们没到 3 岁时，颅骨大致像一块薄薄的好时巧克力，只有一层，这时还无法使用这项将骨骼分层的技术。等长大一点，我们的颅骨会发育出三层，变得像一块奥利奥饼干（我对家长使用这个比方时，旁听的孩子们往往很感兴趣）。这时我们就可以取一片正常的颅骨，用一把薄薄的凿子，像分开奥利奥饼干一样把它分层，然后把最底下一层放回原位，取上层修补骨缺损。现在的 3D 打印、消毒后嵌入缺损部位的塑料聚合物，在近 20 年前卢克受伤的时候还不存在。中厚骨移植是当时的最佳选项。

卢克从一连串的重建手术中恢复之后，他父亲又锲而不舍地带他去做了物理治疗、作业治疗和语言治疗，他始终陪在儿子身边，一刻也没有放松。在手术后的数月到几年里，每次我在复诊时见到他们，卢克身上都还留着最初的伤势造成的乏力和语言障碍。他的右臂只恢复了有限功能，但已经可以坚定地跟人握手。他也学会了在行走时调整步态，以弥补右腿的乏力；还能开展简单的对话，谈谈复健和回校上课的事。他的头形也已接近正常，棕色的头发下只有少许缝补的疤痕。我能在他本该平滑的颅骨上摸到了几处隆起，但除了我没人注意得到。当我摸他的头，检查缺损或术后的恢复问题时，他和他父亲总是表现出殷切的感激。

之后许多年里，他们一直用照片向我汇报近况，他父亲寄来的最后一张照片至今还摆在我眼前。照片中，当年的男孩已经长成了一位青年男子，他为高中毕业照穿上了正装，脸上挂着微笑。每次看到这张照片，我都会想起和他父亲在急诊部那个狭小房间里相处的画面：他裤腿上沾着儿子的脑组织，默默流泪。我先是停顿，继而明了，然后试着轻声告诉他：我会把你的儿子救回来。

20
冲击波

在她 12 岁生日的后一天，我女儿菲儿递给我一篇小说，题目是《桥》（"Bridges"），她说是学校布置的作业，想在交掉之前先让我过目。下面的内容直接摘录自这篇小说：

> 我坐在教室后排，和往常一样。课堂上正讨论桥梁是怎么造的，又怎么承重，我尽了最大的努力不去听它。我不能想到桥。
>
> "萨拉，你在听吗？"
>
> 才没有。
>
> 可我不能这么直说。
>
> "在的，夫人。"
>
> 老师狐疑地看了我一眼。
>
> "那么我刚说了什么，萨拉？"

全班都盯住了我，等待我给出尴尬的回答。

"我……我不知道……"

"我不许这个班上有人开小差，萨拉。你要是觉得我的讨论太枯燥，我情愿你离开。"

是啊，我知道这是老师让学生觉得自责的一种手段，但我还是趁机早点走人吧。

我收拾起了东西。

"你要去哪儿？你不许离开教室！"

我没理她，径自走了。

接着我去了图书馆。

你可能要问我这么做有什么前情，我现在还不告诉你，或许晚点儿再说吧。

我在图书馆的一张桌边坐下，看到旁边有一摞书，其中一本凸在外面，标题是《爱丽丝漫游奇境》。这，当然是我姐姐最喜欢的书。

好吧，现在我可以说说前情了。

六个月前，我姐姐死了，是自杀。她有个 Instagram 账号，她在上面贴了和朋友的合照，在海滩上拍的，没什么特别。

然后有人开始留言，说她胖，说她样子蠢，说她没人要或者不够好。她自然去对别人诉苦，但人家说她是自找，说她既然贴了泳装照就自然会有这种评论。

　　她自然也相信了这种说法。她没有告诉家人。老实说，连我也只能猜测她的感受，为什么她觉得非得结束自己的生命。起初她大概是被弄糊涂了。她也许真觉得自己很蠢、很丑或者很怪。另外，她或许也真认为这是她自找的，她不该伤心，也不该为此烦恼。也许她因此坠到了情绪的谷底，最后再也受不住这些念头，于是爬上那座桥，跳下去扎进水里死了。你说她中间有没有后悔过？

　　故事继续下去，最后霸凌者遭了报应，这个故事比现实生活干净，是一个即将迎来青春期的 12 岁女孩眼中的生活。我想，任何时候看见自己还没到青春期的孩子写了一个自杀故事，做父母的都会警觉，我和梅利萨——在我把故事给她看过之后——最初都是这个反应。我们很幸运，菲儿是一个性格沉稳、情绪健康的孩子。但是和许多人一样，我们自己的家族史中也偶然有一两例精神病，所以我们对此相当在意，有时在意过了头。当晚，我们在餐桌上提起这篇作文，菲儿的一番话打消了我们的疑虑。她平静地告诉我们，她近来对自杀和社交媒体的问题思考了许多，因为她在 12 岁生日之后开了一个 Instagram 账号（经过我们的同意），她想谨慎一点，万一情况不对，她就和朋友们减少上网。她看见有人说要少用 TikTok，她本来也不想用。我们花了点时间听懂了她的意思，于是放下了心，觉得她做得很好。

　　"这就像你的病人，爸爸。"菲儿说。

"我的病人？"我小声问她，随即回想起几年前我做过手术的一名少女，就因为遭受了网络霸凌而试图自杀。

菲儿当然记得。我曾把那件事情隐去姓名之后扼要地告诉了她。（解释一下：作为神经外科医师，你很难不把工作带到家里……曾经的"骑自行车戴好头盔，过街要当心"，现在变成了"如果你认识的人说起要伤害自己，或是你自己因为在网上被别人说了就想伤害自己，告诉你妈妈或者告诉我，一定一定要和我们说"。）

菲儿提起的那件事，主人公是一名十几岁的女孩，名叫阿莉莎，人人都说她长得漂亮，她起初在小学里也很受欢迎。她课业总得高分，课后踢足球、打垒球，还喜欢和父亲一起去打猎，父亲是他们那个田纳西小镇的副警长。阿莉莎很能适应环境，除了偶尔对父母撒撒脾气，从来不曾有过出格的行为，或者违逆过父母。

她偶尔和朋友闹闹别扭，但一开始并无大碍。渐渐地，阿莉莎出落成了一个美少女，开始吸引同年级男孩的目光。其他女孩对她有了敌意；最初也算温和，但随着她在学校一次次获得奖励或认可，某个女孩小团体的妒忌变成了恶意——她们很快公开用侮辱性的绰号叫她，还奚落她的照片。在什么场合呢？不奇怪，正是在当代社交媒体这间"回音室"里。阿莉莎央求父母允许她转学，但当时离学年结束只有几个月了，家人觉得她应该直面问题，不是一走了之，至少也要坚持到学年结束。

于是她强撑了下去。好在风波似乎平息了，那一学年剩下的日子都很平静，波澜不惊，直到学校放暑假的前一天放学后。那一天，一家人的世界永远地改变了。

我第一次和阿莉莎见面就在手术台上。当时子夜已过，我的住院医一边给我打电话，一边自己推着她的轮床从急诊部赶往手术室。她是一个人被救护车送到我们急诊部的，她父母还在来的路上，我因此没有机会在术前和他们谈上两句。我们也没有时间从急救医士那里打听事故详情了。我们为她剃掉头发暴露手术区域，剃下的一缕缕长棕发里混着血液和碎骨。手术室里有人讲起了他听说有持枪者驱车行驶到女孩的车子旁边，通过打开的车窗近距离开枪击中了她，就像在行刺，还听说是和她学校的几个恶霸有关。我记得自己听了情绪很激动，竟想到了自家孩子躺在面前手术台上的画面。

"专心点，各位。"我脱口说了一句，音量意外地高。我开始为她备皮。"受伤原因已经不重要了。既然她在我们的手术台上，我们就得让她活着下来。"

手术室里，我们用电刀封闭了她损坏的血管，那是子弹从头部右侧打入时撕裂的，这是典型的由右利手枪手造成的右侧颞叶射入伤。弹道并非来自左侧，不太可能是有人从驾驶座那一侧射击的。之前的说法不对。我在心里匆匆记了一笔，但这会儿不是谈这个的时候，于是接着手术。没有出口伤，因为子弹在穿过头部之后，嵌进了左侧的一块厚颅骨里。右侧受损的颅骨之下淤积了血液，压力上升，不排出淤血她就会死。等到我们移开弹孔周围的骨瓣、排出淤血并止住出血，我们发现子弹已经将两侧的视神经全部打断，造成了她当场永久失明。盖在视神经上方的额叶下表面也受了重创，子弹通过脑的两个半球时产生的"空腔效应"造成了极大破坏，直接贯穿伤只占了其中的一部分。子弹射速极快，其周围和后方的气体因而会形成压力波，或者说冲击波，子弹穿过身体组织时，往往是这股冲击波造成了最大的破坏。

手术做完已是凌晨3点。最后一步是找到她的父母，向他们通报我们的发现。几年前我实习的时候，一位普通外科医师曾教会我一个道理：在术后与家属谈话也是手术的一部分，和切下第一刀同样重要。无论结果是好是坏。阿莉莎的父母在当夜的某个时候到了医院。当时，我隐约记得巡回护士在手术室接了电话并转告了我们。

凌晨时分，等候室里只有他们夫妻两个，第二天的病人和家长还没有来。他们原本紧靠在一起坐着，见我来了唰地一下站了起来。我犹豫片刻，拖过一把椅子坐在他们正对面，然后示意他们也坐下。我接着告诉他们，他们的女儿保住了命，但再也看不见了。至于她的伤势对脑子有什么影响，还要假以时日才能完全弄清。接下来几天是关键。我没法说得再委婉了。

我说完后等待他们回应。我告诉自己，谈话中最艰难的部分已经结束。我感到体内升起一阵奇怪的轻松。

这感觉转瞬即逝。

"她是自己开的枪。"她母亲说道,这几个字是在啜泣之间吐出的。他们两个都哭了,父亲用手抱住了头。

我一声不吭,仍在他们对面静坐不动。

她母亲继续道:"阿莉莎的朋友——"她停下来平复了一下,好继续把话说出来,"——说是因为网上的什么话。"

"我以为这破事已经结束了!"她父亲吼道,"我以为都结束了……"他的声音越来越低。

在半夜急匆匆驱车赶来医院的路上,他们拼凑出了事件的其他情节。

在一个悲伤的时刻,阿莉莎做出了她可能已经在脑海中排演过的情节:她从厨房抽屉里取出家里皮卡的钥匙,打开车门,然后小心地打开了车内副驾前的杂物箱,从里面找出了父亲的警用左轮手枪。她把枪口抵在头上,扣动了扳机。

她的父亲和哥哥离房子太远,没听见枪声。幸亏她妹妹冒着夜色在卡车里找到了她,然后打电话求救。故事到这里还不算完:她母亲在当地的911调度中心工作,当班时接到了要救护车紧急派往她自家住址的电话。

听到这个故事,作为第一个见到他们说出这故事的人,我内心分外压抑。我和他们一起坐了一会儿,一句话也没说。

很快电梯"叮"的一声,女孩的家人和朋友涌了出来。我退到一边,默默登上附近的楼梯,爬了两段后进入ICU。我在她床边的一张凳子上坐下来等待，心想着：她还会记得些什么？
能明白发生的一切吗？能想起是什么把她逼迫至此吗？

　　望着她的监护仪，我的思绪飘回了在神经外科住院培训时
见过的一个自杀病例。那些日子的画面已经烙印在我的心中。
我想起的是一个70多岁的男人，他在诊断为癌症晚期之后，决
定迅速了结自己的生命，不再承受越来越大的痛苦。霰弹枪响
过以后，他的一张脸被轰得血肉模糊。即便是最令人毛骨悚然
的好莱坞电影，也模拟不了这种程度的残杀。他的呼吸声音粗粝，
越来越轻。我记得当时有几名创伤外科的住院医师，直冲着我
大声喝问为什么不立即把这男人送进手术室。我们那会儿都很
年轻，都被逼到了精疲力尽的边缘，觉得周围熟悉的世界正在
坍塌崩解。

　　我在创伤区里，在一片混乱和冲突中站在他身旁，看着他
的血几乎浸透了枕头，内心却感到了一丝平静——平静于我满
足了这男人的心愿，平静于我们会尊重他已经做出的选择，而
不是匆忙开展一台徒劳的手术去救他。我后来得知他留下了一
封遗书，说他宁愿用自己的方式死去，也不要在剧痛中狂打止
痛药，最后依然迎来同样的结局。他如愿了。我站在他身边，
在毯子下牵起他的手，好不让别人看见。我假装为他检查，尽
量拖延时间。他的呼吸渐渐变慢，终于停了，此时我的寻呼机
响起，叫我去处置其他的狂乱场面。

　　阿莉莎在医院病床上躺了好几个礼拜。她父母在病床周围

的墙上贴满她的照片，好让医护人员看看她曾经的样子。一开始她和照片里的姑娘判若两人。她的脸是肿的，眼睛上还盖着湿答答的敷料用以为眼睛消肿。她的眼睑还是无法阖上，就连这个反射都消失了。日子一天天过去，她也渐渐开始苏醒。她很快摆脱了呼吸机，撤了鼻饲管，从ICU出去了。被送入急诊室前后的具体事情她已经记不得了，这对她算是幸运；但随着时间的推移和身体的康复，她还是了解了真相。她的父母不愿意告诉她，但她一遍遍地追问，最后他们还是松了口，最初也只是说一些零星情节。每复述一次，父母二人都仿佛把那番惨剧又经历了一遍。

她在出院回家并结束了门诊康复之后，在位于冲击波部位附近的一根大血管上长了一个异常凸起，即一只动脉瘤，是在她受伤六个月后的一次例行影像检查中发现的。子弹的冲击波效应弱化了血管壁，时间一久，薄弱部位就变成了动脉瘤。由于部位特殊，它不能用介入盘绕术治疗，于是我们用一台开放性手术将动脉瘤直接暴露，在手术室里夹了一只夹子在它根部。当时虽然几个月过去了，我还是能直接看出弹道留下的破坏。我看见了里面被打断的视神经，看见新长出的内部瘢痕将周围的结构扭曲得面目全非。那些孩子是堕入了何等的阴暗，才能将别人逼到这个境地啊。我不禁认为这不是有意识自毁的结果，而是阿莉莎在积极地自我保护。她想避开痛苦。一旦痛苦将你包围——毕竟社交媒体无处不在——你可能会觉得根本无路可逃。或者只有一条路可走。

阿莉莎将永远活在那一天的深远影响之中。她本人和她父母都希望把她的故事传出去，好让大家明白社交霸凌非同小可。她妈妈要我一定跟别人说明：那天以后，阿莉莎一直在努力成为一名优秀的女青年，践行她的信念。虽然经历了这样的不幸，阿莉莎仍然乐于助人，她认为这就是她现今的使命。对于受伤前的生活她已经记忆模糊，但她也特意表示，有时人会在不经意间给彼此造成痛苦，可能会很可怕。她接着说，她知道我们能做得更好。

艰难的闭合

除了作为官司的被告之外，一个医生与医疗事故的世界还可以有两种主要交集。第一种最直接，就是以参与治疗的医生的身份，向法官或陪审团解说某个病人的医疗状况或临床过程的特定方面。这是我们的义务，很合理。要理解某一临床决定是在什么情况下做出的，为什么要开展如此这般的手术，或是病人会受到怎样的永久性影响，我们的证词可能就很关键。对于我们小儿神经外科医生，要做证的病例许多都是非意外创伤：一个成人弄伤了一名儿童，我们就需要说明什么是外伤性硬膜下血肿，它为什么是危急情况，对孩子的发育又有什么长期影响。被本该爱护自己的人蓄意伤害，其影响可能相当深远——深远到持续一生。同样深远的，是发生这样的事情时，许多其他人受到的波及：父母、兄弟姐妹、大家族，以及加害者本人。

第二种交集是作为专家证人（收费的），在民事诉讼中受原告或被告律师团队的邀请，或在刑事案件中受检方或者辩方的委托，在法庭上梳理事实、发表意见——通常围绕"治疗标准"是否达到的问题。证词可以通过视频的方式正式做出，连线时控辩双方皆可提问，也有权反对对方的提问，并由一名法庭书记员在场记录。担任专家证人的医生也可以亲自出庭，发表"被告外科医师决定开展如此这般的手术，显然不符合治疗标准"之类的意见。从中是可以生出一整套职业的。

我从来没有选择干这个。部分是因为，我在医治病人之外，还有更紧迫的事要做，主要是行政、教育或研究，等等。

但这么说也只是一个借口，事实是，我从来不愿将自己的外科意见强加给别人，或者对别人做了什么没做什么评头论足。经验告诉我，面对一种医疗状况——尤其是急重症时——常常有好几种做法可以选。不仅如此，作为外科医生以及飞行员的儿子，我也常常会想到一个名为"战争迷雾"（fog of war）的军事概念：人在决策的当时，往往并不具备事后才有的镇定和信息。一想到这些，我就无法果断地评判别人。"你们不要论断人，免得你们被论断"的箴言*也始终在我心头。我可不会盼着自己的哪桩不甚理想的治疗结果被放到公共论坛上广而告之。对此，我的律师朋友只好表示"随你的便"，还说我就是医疗系统无法规范自身的典范。某些方面，他们说得也对。

----

* 《新约·马太福音》7:1。

　　有一件事我倒是无论如何都不反对，就是自我批评。我可以整天忙碌地审查自己的行为，有时甚至会不间断地自我反思。但我猜想，我这种自我批评的倾向和我的医生身份关系很小，即便去做英文教授或售鞋顾问，我还是会这样批评自己。我承认，给一份论文评错了分数，或是为顾客的足弓提了糟糕的建议，可能还是和外科上的失误差了几个数量级。但是神经外科很难，并不总有唯一的正确答案。我的住院医师们听我说过好多次：在我们这行，很少有什么问题是把教科书翻到 342 页就能找到答案的。

　　多年来，在和司法系统罕见的交往中，我始终坚持着不轻易论断他人的做法，直到几年前和一位患者的一次难忘相遇，才让我的态度有所改变。但即便在那时，我也不知道那个病例的完整故事。我也没想再去深究。

* * *

　　我们神外医生除了给脑和脊髓问题开刀之外，还有一部分人专门为周围神经开刀。周围神经将中枢神经系统与全部肌肉相连接，由此发起并控制动作，或是将触碰、位置或疼痛等感觉从皮肤或身体更深处传出。这疼痛可以轻微但足够有刺激性，也可以深切如电击，一疼起来就止不住。有的神经用久了会受压迫，腕管综合征就是其中最常见的一种。压迫会造成乏力、麻木或疼痛，这可以发生在身体任何部位，取决于受压的是哪根神经。车祸、枪击或刀割也都可以给几乎任何周围神经造成严重的创伤。成人会随年龄增长出现神经受压，儿童则更容易受到神经创伤。受伤的神经如果受了牵拉但并不严重，那么绝大多数病例过几个月就会恢复功能。但偶尔有神经被切断时，后果就很深远，患者会不间断地疼痛，碰一下都受不了，生活彻底改变。

十多年前的一天，我站在自己的一间诊室外面查看病历。"腿部乏力疼痛。"我继续读了下去。患者是 11 岁的男孩，双腿都有疼痛。我翻看将他转诊过来的初级保健医生所写的记录，发现症状已经持续了几个月。为什么还没有人送他去做脊髓磁共振？我暗自纳闷。双腿都被涉及，通常说明问题更接近中枢神经。我开始想象：这一家人驱车五小时赶到这里，要他们去做 MRI 他们会生气的，于是我在进去见面之前认真考虑了要如何措辞。事实很快证明，我这些念头完全没有必要。

我开了门，只见昏暗的灯光中，一个男孩将身子蜷成一团，侧躺在检查床上。里面没有动静，没人跟我打招呼。他就这么静静躺着，父母坐在椅子上盯着他。诊室里有一股压倒一切的巨大痛感，仿佛移动会痛、检查会痛，就连活着也会痛。这种疼痛弥漫在患者身边的每一个人、每样东西之间。男孩的父母都在，还有一位祖母。大家都不出声，动作也尽量避免。我进去时，发现男孩身上盖了块毯子，臀部对着墙，眼睛闭着。之后的 30 分钟里，我尽可能给他做了检查，他的双腿稍微一动就引发剧痛，因此我努力把动作减到最小。在诊室看到一个孩子经受这样的痛楚，是我们都没料到的。我们只准备了全麦薄脆饼干和巴斯光年贴纸，都派不上什么用场。我正考虑送他去急诊部求助，就看见他母亲从钱包里取出一只没标签的瓶子，从里面倒出一片药悄悄递给了他，他吃下去后很快平静了下来。他的呼吸变慢了，眼睛依然阖着，然后谢天谢地，他睡着了。

我从男孩的父母口中得知，他从前很爱运动，是足球队员，先是有人注意到他的双腿都有一点"紧"——他们说到这里，用双手比了一对引号。有人建议：最好去找医生治一治，针对性拉伸可能有用。起初他被推荐去了当地的一个理疗小组，对方给他介绍了一系列的锻炼和腿部拉伸动作去做。他们还建议他去看骨科医生，说这是儿童出现"痉挛状态"时的标准做法。"痉挛状态"是指可能由多种原因造成的肌肉紧张，最常见的是具体原因不明，只好归结为在子宫内或分娩过程中受过伤。一家人和那个骨科医生见了面，他建议在孩子既有的理疗之外，再接受一次手术以松开膝盖后方腘绳肌的肌腱——在手术室全麻状态下将它们切断。一家人很是吃惊，但经过一番讨论，对方又保证这台手术对他最有益处，也是送他回到球场的最有效方式，他们同意了，他们预计在这台门诊手术后的六周，孩子就能康复并且重返球场。医生解释说，他在术后醒来时双腿会打石膏、固定在伸直的姿态，但用不了多久他就能跑动了。

然而，手术过了好几个月，他却被送到了我这里。

这时他又一次在睡眠中喊了起来。身子的挪动让他疼得醒了。父母的注意立时转到了孩子身上。

"嘿,西摩,没事的,伙计。"父亲轻抚着他的头发说道,"没事的。"我们等了一会儿,等他重新睡着,他们继续讲。

手术后西摩醒来,双腿膝盖以下都封着石膏。父母首先注意到的是他的剧烈疼痛,他在康复室内双手乱抓、激烈挣扎,还大声叫喊。不过医生还是让他出院了,并告诉他们这是正常反应。到了家里,当止痛药的效力退去,他仍是这副样子。几天后理疗的日子到了,他完全无法参与。一个月过去,他依然打着石膏,就算有助行器,他也无法将一只脚迈到另一只的前面。当石膏终于拆掉之后,他们发现他的脚踝和脚趾完全不能动弹,膝盖以下都是麻的。更坏的是,他还感觉到无休止的疼痛,而且越来越剧烈。

没有必要做脊髓磁共振了。我在门外的设想不对,这与脊髓或中枢的过程全没有关系。听到他的这些症状,我渐渐明白了是怎么回事:这男孩一定是伤了大神经,并且涉及两侧。我猜想损伤是在手术中发生的。当时究竟发生了什么?

大腿的后侧有一根从上到下的硕大神经,它深藏在肌肉内部,成年人的有接近拇指那么粗。在经过膝盖后方之后,这根坐骨神经分成两股,继续沿小腿向下延伸。其中的一股伸入小腿肚的肌群,使我们能用脚蹬地,从而四处走动。另一股经腿外侧绕至小腿正面的肌群,该肌群使我们能将脚掌和脚趾抬起,完成行走动作。

　　我尽可能检查男孩的下肢，发现他的双足明显都无法移动，膝盖下方的小腿也没有感觉。他还有明显的电击样疼痛，且随着腿部运动而加剧。这种痛名为"神经病理性疼痛"，是神经受到损伤的表现。我暗暗劝说自己：也许是神经周围形成的瘢痕引起了这种疼痛。但这完全忽略了一个事实：他术后一醒过来就这样了，而瘢痕不可能形成得那么早。无论如何，现在唯一的办法是检查症状部位。得再次开刀。两侧都开。

　　与此同时，在康复医师和疼痛团队的帮助下，我们尽量缓和了西摩的疼痛。在向西摩的父母提出手术建议的时候，我话说得非常直白：我此前从未见过此种等级的神经损伤，而它同时出现在两侧更是惊人。我已经对坐骨神经开展过好几次手术了，但是这次不同。我们将在大腿后侧的高处、高于瘢痕部位的地方着手，因为我猜测那里的正常解剖结构已遭到破坏。先前的手术往往会造成这个后果：正常的解剖结构遭到扭曲，有时严重，有时则是刚好足以破坏组织间的正常关系。要想完成修补，我们就必须从远高于受伤部位和远低于它的地方开始，先从正常组织入手找到神经，然后继续摸索。我向一家人坦白了这个思路。没有明说的是，我怀疑孩子的坐骨神经已经跟着肌腱一起被切断，甚至代替肌腱被切断了。我心中已经看到了这种情况。但我仍不敢肯定这究竟是怎么回事，还有待亲眼确认。

　　还记得多年以前，我做住院总医师的时候，常常在深夜去科室主任的办公室和他一起"过名单",我们一起查看他那些病人的状态、更新治疗方案，然后再各自回家。方案有任何改动，我都会交代给值班的住院医，必要时就自己留下来处理好。我还记得当时的想法：我明天要协助他做一台艰难的手术，而他这么晚还在医院好像也并不奇怪。我很久以前就不再想弄清他的日程表了。

一天我悄无声息地走进他办公室的外间。办公室内间的门开着一条缝，他没有抬头。我朝里张望，就像许多次在手术室里那样，偷偷观察了他一会儿。他正在仔细地翻看一本解剖学教材，复习我们明天将要手术的部位。我记得自己暗暗惊奇：这个人在我们共同治疗每一个病例时都一个接一个地用解剖学问题考我，现在自己竟在手术前夜复习同样的解剖学知识。我原以为到达某个境界之后，知识就永远在那儿——在你的脑子里了。但事实并非如此。20 年后的今天，我已经很清楚这一点。但是那晚我学到了一课：一个外科医生在手术前总要复习，尤其是面对罕见的或不太经手的病例。自从那一刻在门缝里观察科室主任之后，我也会在手术前夜的最后时间里复习解剖学。这已经成了一种仪式。有一次下班我忘了这茬，而等电梯又太费时间，我于是爬了九段楼梯回到办公室去做这件事。给西摩开刀的前一晚，我花的时间比平时更长。

第二天进手术室，我们先查看了右腿膝盖后方的位置。我们分开腘绳肌的肌腹，小心翼翼地保护好大的动脉和静脉，循

着它们寻找附近我们想找的那根神经。我们看到坐骨神经从大
腿的肌肉中伸出，眼光便顺着它一路向下，来到之前的手术留
下的瘢痕区域。那里的组织真的变厚了，要切开不容易，一刀
下去，出的血比这个部位完好的时候多了一点。我们用比平时
更缓慢的速度，继续在这个部位勘察，结果发现：坐骨神经没
有继续向下延伸至小腿，而是结束于一个球根状的瘢痕组织。
就在一旁，离它大概一厘米距离，是完好的腘绳肌肌腱，这才
是上次手术该切断的目标。在之前的手术中，切断的是神经，
而不是肌腱。

我们又转到膝盖下方，切了一个口子，并在那里发现了两
条远端神经，它们分别延伸到小腿的正面和背面。我们的目光
沿着它们向上，却发现它们突然中断了。边上一厘米处，同样
是那条完好的腘绳肌肌腱。

我和我的住院医师对望了一眼，都没有说话。我们都被眼
前的景象吓坏了。这根坐骨神经，就在略高于分叉的地方被彻
底切断了。它的近端长出了一只像球根那么丑陋的神经瘤。当
初刚切断时，那一根根细小的神经还想长回来，在切口处盲目
地寻找另外一头。但时间一长，这些小神经就缠结成了球状的
瘢痕组织，它不单失去了功能，还常常在被推挤时产生剧痛。
伤口两侧的神经断头"球根"必须都切除，一直切到外观比较
正常的组织，但那又会在神经的近端和远端之间造成更大的缺
口。为了修复这处我们发现的损伤，为神经开出一条条通道，

我们取用了腿侧面的腓肠神经。腓肠神经外形细长，直径大致相当于吉他上的低音 E 弦（六弦），它只负责为足外侧一片很小的区域产生感觉，不牵涉任何运动。在我职业生涯的某个时刻，也许就在此时，我开始把它称为"周围神经外科医师的天赐礼物"，因为它长度十分充裕，又因为切除它不会影响运动机能。真是再好不过的移植物。反正西摩现在整个脚都没了感觉，边上稍微麻痹一块他也不会知道。

我们量了缺口的距离，然后把长长的腓肠神经裁成六小段，好用这些等待移植的"线缆"缝合缺口。我们用了细如人类发丝的缝线，并用手术显微镜来看清自己的操作。整台手术花了好几个小时才完成，包括关闭他腿背面的两条长切口（通过这两条切口我们才好分别暴露坐骨神经的损伤，以及取下腓肠神经），好在一切都很顺利。今天一早，我还想着要将他双腿的损伤一并修复。但在看到手术的规模后，我知道自己太狂妄了。在开始最初探索的八个小时后，我们收工了。

短短几天之后，我们又将西摩带回手术室治疗他的左腿，我们在同一部位找到了割断的神经和神经瘤，以及完好的腘绳肌肌腱。我如法炮制，为他重建了神经。只是这一侧的缺口更长一些，而腓肠神经显短，无法裁成我们需要的段数，我于是在附近找了一根静脉顶上——之前准备手术时我在文献中读到，紧要关头可以这么凑合。两天后，西摩回家躺到了自己的床上。要再等几个月，我们才会知道移植物有没有长好。修补神经不像给电灯接线。神经断裂后，轴突会缩回脊髓，只有髓磷脂形成的细小管道（髓鞘）还留在原地。渐渐地，轴突会再从脊髓萌发并长回来，每天长一毫米。当一簇轴突终于长到缺口处，它们会寻找向导，可能是留在那里的细小管道，甚至是缝上去的那根附近的静脉。因为神经要生长很远的距离，你可能得等上6—9个月才会知道腿里的某一段神经移植物是否起作用，遑论这个病例的移植物可是有 12 段。于是我们都开始了漫长的等待。虽然之前的损伤那么重，我仍然充满希望。

两周后做术后检查时，我在诊室门外给自己鼓了鼓劲才进去。我还记得上一次在这间诊室见他时他有多痛苦。这一次，西摩是坐在一张椅子上的。灯开着，西摩刚刚说了一个笑话，我进去时一家人正被逗得哈哈大笑。他已经完全停了止痛药。这是一个显著的转变。虽然功能方面暂时还没有改善，但疼痛的消除已经是巨大的进步。后来到术后 6 个月时，他弯起了一只脚踝。7 个月时，两侧脚踝都可以弯曲和舒展了，大脚趾也扭了两下。我最后一次见他是术后 18 个月，他依然乏力，但是已能行走，脚上也恢复了一些感觉。他向我表演了踮脚站立。这远远超出了我的期望，看得我又惊又喜。很明显，他的运动和力量都有了显著恢复，两边都是。他自豪地告诉我，他已经和朋友们踢过了一场足球。父母坐在他身后，笑得很灿烂。

"韦伦斯大夫，叫西摩戴上你给的护踝吧。"他母亲说，"他老是甩掉它们径自走开。"

"它们蹭得我的疤很痒，妈妈。"他说着伸手去揉两腿后面的伤疤，"再说我也用不上它们。"

最后那次复诊中间，当我们都放松下心情，他母亲问了我一个问题，这个问题，我已经知道她迟早会在某个时候、以某种形式向我提出。

"你也觉得我们应该起诉前面那个医生对吧，韦伦斯大夫？我的孩子本来不该受这个苦。事情和他说得太不一样了。"

对外行人而言，问题的答案显而易见。但当时的我却如临深渊。多年来我始终自感没有资格论断别人的行为，这下却要提供诉讼建议了。可是毕竟，那根神经离腘绳肌肌腱那么近。

接着我又想到了第一次门诊。那时，在孩子痛叫出来后，父亲轻抚着他的头发，说着：

"嘿，西摩，没事的，伙计。"

这对并不宽裕的夫妇可是一度停下了一切事务，全身心为儿子求助。他确实在好转了，但也再无可能恢复如初。我温和地问他们是否已经接洽了律师。她说还没有。他们想先听听我的意见。他们想知道，如果是我的孩子我会怎么做？这个问题一下子将我的整个职业生涯拉到了眼前。它令我顿时清醒，逼着我讲出真话。

嘿，西摩，没事的，伙计。

"我会的。"我说，"如果是我的儿子，我一定会找律师。有很多方法确实可以帮助他，也帮助你们前进。"

我们继续交谈。我提出可以尽我所能帮助他们。换言之，我可以上庭做证，说出我在手术中见到了什么，我的结论又是什么。某种程度，我觉得自己可以仰仗那句古老的法律格言：事实自证（res ipsa loquitur）——让事实自己说话。

在离开检查室之前，我看着西摩，对他说，他的情况会越来越好，我们都为他骄傲。

接着，还没等我细想，另一段话就从我嘴里流了出来：

"无论发生什么，西摩，你都不能认为自己不如别人能干。这个病是你人生的一部分，是放在你前进的路上让你克服的。

"要保证做到哦。"我对他说。我看向他的父母，他们也看着儿子。他父亲的眼眶湿了。

* * *

几个月后的一天早晨，就着百叶窗里透进的阳光，我在医院的一间会议室里进行了视频做证。我将手术中拍的好几张照片用作证据，放大后做成海报，夹在几个画架上。当控辩双方向我提问，我不断想起一开始的时候，男孩在我的检查床上蜷成一团的模样。在我的行医生涯中，许多令我挥之不去的场面都是我自己的错误。我从心底里害怕自己因为它们被指指点点。是你准备不够充分。是你没有再努力一把。那台手术根本不该你做。你还有脸论断别人？但那天早晨，这些声音都静默了。这一次感觉非常不同。

听着双方律师陈述，我才第一次知道，在初次手术之后，这家人竟因为提问受了斥责，而他们之所以提问，只是因为孩子非但没有痊愈，反而痛得无法动弹。法庭上出示了先前那个外科医生办公室的病历，里面的备注把这一家子描绘成了反应过度和没病装病的人，这些话清楚地显示在我眼前的病历正本上。原告律师请我大声读出几条记录，以供法庭记录在案，它们暗示病人家属乱发牢骚，或是想让医生给他们开止痛片。我读得震惊不已。

我在执业的第一年，即刚当上主治的时候，曾去向我景仰的一位智者讨教，他是院内的成人血管神经外科医师，名叫温克·费舍尔（Wink Fisher）。温克是极重症手术领域的老手，一生中不断将一些病人从死亡边缘拉回，也对另一些病人放手。他告诫我，如果手术后出现并发症或意料之外的不利结果——"你一定会遇上的，杰伊，这一行只要干得久，我们人人都会遇上"——我不能从病人或家属面前一溜了之，反而要更贴近地与他们交流。那样他们才会觉得你还守着，还与他们一同战斗，也才会再次接纳你。这番经验之谈我铭记至今。

而这个外科医生竟然嘲讽受苦的病人，而病人的痛苦还正是他造成的？我花了这么多时间与这家人相处，陪他们走了这一路，而他这个肇事人竟随随便便就把他们打发走了？我感到了愤怒。怒火烧掉了我残存的最后一点矜持。发表完证词后，我始终难掩对辩方律师团的鄙夷。

几周后我听说案子已经和解。我决意不再打听其中的细节，只让自己这么想这件事：西摩不断康复，正义部分伸张。正向的结局。去治下一个病人吧，我的任务完成了。

这个结局就这样保持了十年。这十年里，我想象那个男孩长大成人、有了工作，他的父母也退休安享生活。我希望他早就把黑暗中蜷缩疼痛的日子甩到了身后，希望他偶尔摸到腿后隆起的伤疤时，要仔细回想才能记起它们为什么在那儿。我后来每次治疗神经损伤的病例时，都会回想起这个故事，在手术室里或讲台上，我还会向我的住院医师或学生们述说它的至少一部分情节。我会在心中暗想：那孩子一切都好，一定是的。

不久前，我的一个住院医师问我知不知道西摩长大成人后的情况。经这一问，我的回忆被唤醒了，之后更是一遍遍涌上心头。过去，我一直说服自己只记住西摩将过上正常的生活就行了，不必刨根问底后发现他的人生并不如意。但后来，就像术后18个月的那次复诊中，一家人在诊室里问我是否应该寻求司法介入时那样，我的想法也变了。我决定主动联络他们，看看这些年来，西摩生活得到底怎样。

一番搜索之后，我找到了他父母的电话号码。已经过去了十多年，我不知道这会是怎样一场通话。我拿起听筒，按了几位又放弃，反反复复至少十次，最后才硬逼着自己拨通了电话。

接电话的是西摩的母亲。我一下就听出了她的声音。治疗西摩的那份感觉重新席卷了我：术前的门诊、术后的讨论，还有一次次复查。事先的艰难对话和他明显好转之后的喜悦交谈——浮上心头。那是我和她共同经历的一段往事。我能从自己的声音里听出紧张。

等我重新介绍完自己，对面沉默了一下。

"哎呀我的天，是韦伦斯大夫！"她终于喊道，"大伙儿！是韦伦斯大夫！"我听见了她背后的喧嚣。"我跟你说，你一定会觉得骄傲！西摩21岁啦。他没靠帮忙、辅助什么的就念完了高中，然后找了份机械师的工作，在附近的一个陆军基地修直升机。这会儿他正在那儿上班呢。他工作很努力，靠自己过得很好。"她自豪地说着。接着她告诉我西摩很快乐，既能走路也会开车，"哪儿都能去。"

"他还是不肯戴你给的护踝。"她补了一句。我们都笑了。这纯粹的喜悦真是美妙。

我们聊了一会儿，话题转向了那场诉讼的结果。她告诉我，接下他们委托的几位律师，都来自100英里外的另一座城市。他们在家附近接洽的律师事务所都有利益冲突，要不就是收了辩方的订金。这是我不知道的。对方没上法庭——不然那个医生肯定被判渎职——而是最后选择了庭外和解。她说这都是我做证的功劳。那个医生始终没有公开承认他误切神经的责任，但一家人觉得和解也够公平了。

我继续听她说下去。原来那个被告医生还开过非法的阿片样药物处方，曾被暂停过行医执照。后来据新闻报道，他因为涉嫌对病人的不当行为，自愿永久放弃了执照。冷不丁听到这个消息，我感觉自己多年前的态度格外讽刺：要不要劝他们请律师，这可有什么好犹豫的？

"这种事情自有它的解决之道。"西摩妈妈说，"我们当时都只是在黑暗里摸索。我现在很高兴当初那样做了。我们知道他不必遭那个罪的。"

"西摩现在的生活不需要任何帮忙或辅助。"她补充说，"他的日子过得根本不像他跟别人有什么不同。"说到这里她顿了顿，嗓子沙哑起来，"我们最后一天见面时你说的话，他都照着做了。"

我听见她的声音里有了哭腔。"你一定会很为他骄傲的。他这一路的坚强，我们谁都没想象到。"

22
手术之后

几年前的一个周六，刚在手术室里大忙特忙了一周的我，在早晨查房之后焦躁地坐到了办公桌前，等待一个18岁的男孩接受脑部磁共振增强扫描，我在前一天下午才给他做了手术，而那已经是两天之中我给他做的第二次手术了。他最初来就医时，脑的后部长了一系列奇形怪状的海绵状血管瘤，真的就是一串，它们位于脑后偏左，挤占了左侧小脑的许多空间，还紧贴脑干，并突到了小脑和脑干外的一个名叫"桥小脑角"的区域，那里密布着关键的血管和神经。前一天早晨，当扫描影从我的电脑屏幕上实时滚出（今天也会这样）时，我清楚地看到第一次手术留下了什么：在病变的最深部分，留下了一只海绵状血管瘤，就像第11章阿莉的那一只，区别是他的瘤长到了小脑内外和脑干侧面，而阿莉的瘤完全长在脑桥内部。

有的海绵状血管瘤从不改变大小或形状，也根本无须开刀。

但还有的会长大，它们或压迫脑的重要部位，或引发痫样发作，甚至会破裂并危及生命。这个男孩的海绵状血管瘤就曾在几年前急性破裂，当时由别的医生动了手术。那次急诊手术救了他一命，但当时这只瘤就留下了一部分，因为医生认为它太难切除，风险太大。此后它在男孩的脑子里蛰伏了几年，始终没有变化，直到最近才忽然显著长大，原因不明。

即使到了今天，在行医 20 年之后，我在每次等待病人的术后 MRI 时，仍常会感到"一丝丝"焦躁。我们等待的结果会对患儿及其父母产生巨大影响。不仅是对他们，对开刀的医生来说，那也会宣告手术的成功或者失败——病变切干净了吗？与之密切相关的还有另一个决定因素：患儿在术后醒来时表现如何，是否与环境有交流。我们有没有切掉太多？手术过程是否伤到了他们？我们是否做到了不偏不倚，既消除了逼他们来医院的威胁，又保全了高级的脑功能，好让家属带回去的病人和送到我这儿来的那一个大差不差？

多年以前，在我执业的第一个月，我这个新近完成培训的小儿神经外科医生终于明白了这个身份的真实压力。当时我坐在高年资搭档杰里·奥克斯身旁，双手抱着脑袋：刚刚我为了摘除一颗紧贴语言脑区的肿瘤，弄得一个小女孩失语了。术后扫描显示肿瘤已经除尽，而她又过了整整一天（我还从没经历过这么漫长的一天）才恢复说话功能，我们这才知道她最终会痊愈。当时我坐在杰里的办公室里，紧张得两手直搓，说不上来自己希望他会说些什么——也许是一两句安慰的话，抑或是他刚做外科医生时的往事。

杰里静坐了一分钟，然后从办公桌上抬头看着我说："欢迎加入大联盟。"

在已经给这个先前没有切除的病变动了两回刀，正再次等着查看扫描结果时，这会儿的我又想到了自己作为"大联盟"一员的身份。就像我在 20 年小儿神经外科生涯中经历的许多事一样，这次再切除术背后的故事，要比简单的病变残留和再次手术更深刻一些。

小伙子名叫海登。之前我告诉他和他的父母，他可能要冒险再进一次手术室，而算上很久之前的那第一次切除术，这将是第三次，他母亲当时就啜泣起来。我想这时要论断我大概很容易，因为是我不得不给病人重做手术。"是我没把病变切干净。他只能再次承担手术风险。我真抱歉。"相信我，我内心时刻都有一个声音在因种种理由说着同样的台词，24×7。不仅如此，如今医院还订立了"返回手术室"（RTOR）的指标，评定这个指标的是某个挥着写字夹板的行政人员、护士或者医生，其唯一目标就是用各种指标衡量医疗品质。这就好比"投手防御率"（ERA），只是评价的不是棒球投手，而是外科医生，它的数值自然是越低越好。上头对我们的期望是尽量少让病人再进手术室。二次手术时保险公司会降低赔付，所以每次必须开展二次手术时，医院的财务领导总是很不高兴。更不高兴的是父母，这不难想见。坦白说，我也不喜欢这样。

我和这家人的交往已颇有时日。自从来到纳什维尔，八年时间里，我每一年都会在门诊接待海登和他父母。每年他都会长高一点点、成熟一点点，每次都答应我"好的，先生"，握手总是很用劲。上一次来复诊，海登自豪地告诉我他找了一份在暑假里建造房屋的工作，用他的双手，从打地基开始一点点学习。他很自豪能挥舞锤子，去年夏天更进展到了开射钉枪。也因为如此，他的平衡、力量和反应速度都成了他的自豪之源，但他从不认为这些东西是理所当然的，因为他还记得很久之前他从那台手术中刚刚恢复时的情形。

从我在门诊第一次见到他起，他的脑部 MRI 一直很稳定。但是在我给他复诊的那些年里，他的扫描片下方偏右的位置也始终有一处稳定而形状怪异的血管畸形，像一颗小玻璃弹珠那么大，嵌在脑干里，靠近第七和第八神经的起点（即面神经和位听神经负责控制左脸的运动以及听觉和平衡的部分）。前面说过，从多年前上一位外科医生给他做完术后扫描之后，他的海绵状血管瘤一直没有变过。此后的几年里，他的父母也无意再送他回去做彻底切除。最初的出血和随后挽救性命的手术，让海登"颇受打击"，也就是神经受了损伤，而这需要时间来恢复。现在他的神经功能已经彻底复原，他也很希望能保持现状。手术已是遥远的过去，他和父母早就不去想它。他们都适应了一种熟悉的节奏：每年扫描，结果与上年无异。他们认为海登已经战胜疾病，开启了新生。

我开始也这么认为。

短短几周之前，我在我当天门诊的名单上看到了他的名字，于是很期待与他本人及其父母会面，听听他接下来的人生计划。海登18岁了。他的情况已经稳定了很久。只要运气不差，总有一天，这些复诊啦扫描啦什么的都会变成遥远的回忆。

我重读了一年多前的最后一则门诊病历记录。接着我一边大口喝着咖啡，一边调出了他早晨拍的磁共振片子。我在许多年前就明白了一件事：从拿到磁共振片到告诉患儿父母片子的内容，中间别拖太久。如今我常常一走进诊室就宣布扫描结果。

那次复诊，电脑屏幕上显示的东西让我停下了喝咖啡的动作。它显示的变化非同小可。我将咖啡杯放在办公桌边缘，找了把最近的椅子坐了下去。

那只海绵状血管瘤长大了。不只长大了一点，而是许多。它不再是一小颗玻璃弹珠，整个病变组织已有之前的5倍大，正在挤占周围的脑组织和神经。自一年前那次扫描之后，它竟然失控地疯长了。

仿佛这还不够似的，海登的小脑中还冒出了几个新的病变，它们仿佛一串小小的铺路石，从表面向下越长越深，最后导向了嵌在脑干侧面最大的那个。这处最深的病变已经顶穿了脑干表面，只因为有一层薄壁包着，里面的血才没流出来。和阿莉一样，手术是唯一的出路。

我坐在诊室的门外滚动鼠标，看着屏幕上的图像一帧帧依次闪过，心里唯一能想到的是待会儿进去怎么跟他们说。

你第一次看一个新病人的片子时，他往往还没经过门急诊的会诊，这时的片子就只是图像，没有人，也没有人的喜怒哀乐。在那短短的一刻，片子里只是一个有待解决的问题，这个问题里还没有掺入一次神经外科诊断可能带来的痛苦和合乎情理的焦虑。你可以趁此机会暂停一下、清一清脑子，这有助于你构思出方案，想想要做些什么才能解决这个问题。为父母和患儿定出一个方案至关重要——就像我现在的科室主任里德·汤普森（Reid Thompson）所拥护的一个观念，"方案定人心"——因为那将是从未知迈向已知的开端。

等到你和患儿及家属见上了面，情况就变了。这时屏幕上显示的不再是学术课题，也不再遥远。图像变得次要，让位于人。原本只是你心目中的一张 CT 片，显示病人腰椎骨折，需要今天晚些时候就手术，现在变成了小儿 ICU 里的一个 6 岁男孩，平时喜欢和姐姐一起爬树。原本只是磁共振拍出的一例下疝畸形 I 型，转眼变成了诊所里的一名 15 岁女孩，她曾是垒球投手，现在却因头痛而无法运动，但她还想到大学里去打球。电脑屏幕上的开放性颅骨凹陷骨折，变成了急诊部创伤区的一个两岁小姑娘，她当时正由父亲开车送去托儿所，却碰上前面的司机忽然急转。面对这一切，这些疼痛、悲伤与焦躁（还有我不由自主的代入感），神外医生的当务之急是想出治疗的办法——如果有办法可想的话。无论是紧急处置还是长远计划，父母都需要听到接下来的步骤，他们需要在天翻地覆的内心世界里，恢复哪怕一点点的平衡。

在我推开诊室的门进去之前，海登和父母已经感到了不对劲。他们在前几周里就起了疑心，因为海登的左手开始丧失协调性。一家人都感觉到了，虽然彼此都没说破。一周前，海登从晚餐桌上恼怒地站起：因为左手颤抖，他切不了牛排了。他把椅子撞倒在地冲回自己房间，其他人继续默默用餐。

如果这是我的孩子，我会希望立即知道检查结果。我有一张吓人的扑克脸，做不到在通报坏消息之前先缓和一下气氛。于是我一刻也没有耽搁，双方还未及互相问好，甚至还没坐定，我就说道："各位，它长大了。"

接着，就在每个人都低头整理思绪、准备接受新现实之际，我走上去给海登做了检查。新的协调障碍已经完全显现。海登的病情恶化已毫无疑问。我先要他伸右手取走我手上的一支钢笔。他轻松做到，毫无障碍。但是要他换左手来取时，他却表现得一团糟。因为颤抖，他无法用左手正常地握住钢笔，最后只能伸右手拿起钢笔，然后再交给左手。我从电脑上调出图像给他们看。到这个环节时，我们一般会把有的孩子从房间里支走。关于手术的讨论有时非常吓人。各种风险都要评估。但是海登不必支走。我知道甚至不必问他。他肯定想留在这里，想搞清楚。我于是直接开始讲我的方案。方案定人心。

当我介绍完毕，海登的爸妈都面无表情。他们的身子坐着不动，抬眼看向了儿子。

海登一直倚在检查床上，盯着左手听我讲解方案，听完后他镇定地抬头看着我说："大夫，我希望您把它切掉。"

"我会的，海登——"我答到一半，他却打断了我。

"但如果切到一半发现它长得太深，我希望您能停止。"

这句话在我们之间悬停了片刻。

我没有开口，不知该如何继续。这时他接着说道：

"这次停止、下次再来，这没什么可为难的，大夫。毕竟您照顾我已经这么久了。"

他顿了顿，然后看着我说："我信任您。"然后又望向他的父母："我父母也是。"

听孩子这么说，夫妇俩惊叹得说不出话，只是望向我，点了点头。

海登继续道："如果您必须停止，再做一次 MRI，然后重新手术，我也会配合。您做什么都行，只要能把我治好。别误会我的意思，我不是不想把它切掉，我只是想切掉之后，我还能出去给房子搭框架、抡锤子，就用我这双手。"他顿了顿又说，"我这双手必须还能用。"

说完他望向窗外。

我被他的成熟惊得说不出话。他几分钟前才听说了一件怀疑许久的事，转眼就已经有了如此的平静和坦然。他的年纪比我的大多数病人都大不少，我不可能靠在诊室里送他几张贴纸，或在他的病床边像对小朋友那样超级简单地说一句"我们会把害你的东西拿出来，帮你变健康"来打发他。这个小伙子刚刚给予了我在情况不明时停手的许可：如果必要，我可以等尘埃落定，拍一张术后片子，然后再次手术。让 RTOR 写字夹板和指标什么的见鬼去吧。

几天后，在手术室里，数年前那台手术留下的瘢痕部位，成了我们实施方案的阻碍。我看不清楚完整的解剖结构。这些年里，这些在海登的小脑内形成的瘢痕，使得关键结构间的关系都改变了。倚靠手术显微镜并运用术中超声，我们终于发现了第一只海绵状血管瘤，我们一路切入，越进越深，尽我们所能将一处处病变依次切除，最后总算看到了那只主血管瘤，它就在脑干上第七和第八神经的发端处，表面为两根神经所裹覆。这两根神经都很脆弱，我的动作必须极尽轻柔，幅度稍大就会碰伤它们——在这方袖珍天地中，"幅度稍大"是以毫米来衡量的。我试着将它们从脑干的侧面分离。手术室的角落里响起了一声鸣音，是神经监护仪。在这类手术案例中，我们都会监护这两根纤弱的神经——只要它们稍有损伤，闭眼、张嘴的功能或是听力就会永久破坏。我不敢再前进了，而是转去找到血管瘤的侧面，切开了它。警报再次响起，持续时间比我想得要长，说明可能造成了持久性损伤。可恶！面神经的功能要没了。

第七脑神经从脑干侧面发端，它携带着脑部的信号，使面部能随意运动。这根神经也对外部干预极为敏感，尤其是当它绷在异物上被拉得细长的时候——异物中最常见的是脑瘤，也可能是别的不该出现在那里的病变。这时如果切得太过用力，他的整张左脸就会面瘫。

我决定先等上一等，然后再试。如果警报停止，就说明永久损伤的风险降低，我们就可以继续切除。我们转而开始冲洗，一条弯弯的无菌液线将这根敏感并受了刺激的神经沐浴其中，安抚着它。监护仪的警报声开始变慢，进而沉默，这告诉我们面神经又恢复了功能。我们重新开始切割。警报再次响起。我再次冲洗。这个循环又重复了两轮。

"韦伦斯大夫？"打下手的住院医试探性地叫了我一声。这是一个格外艰难的病例，所以她今天主要以观察的方式学习。接着她用只有我能听见的音量轻声说道："我感觉到这一步，你大概会告诉我咱们该停手了吧。"

她当然说对了。

于是我们停了手。停手的同时，我们也明白很可能需要再来一次。我想起了海登几天前才对我说的话。

"我信任您。我父母也是。"

第二天的 MRI 证明了我们的判断：里面的确残留了一只海绵状血管瘤。我和一家人谈话，表示当天晚些时候要再做一次手术。我们有一间手术室空着，还有一支麻醉团队待命。由于那根神经实在敏感，这一次我们会换一个略微不同的角度切入，我认为这样最有可能做到上次没做到的事，实现既定目标。

　　只要一个变化，比如把病人的脑袋转一个角度，或通过另一条轨迹进入头部，就能造成显著的分别，就好比沿着一条完全不同的路驶向同一目的地。随着这些微小结构的转动，哪怕只有几度，它们彼此间的关系也会改变。而在手术显微镜下，这一改变可能意味着原本取不出的肿瘤或血管瘤能取出来了，原本对脑神经的拉扯现在减弱了，某条血管也不会因为看不到其背面而被误切开了。很快，海登就被再度麻醉，我们从一个只有微微不同的角度进入，回到了昨天停手的地方，尝试从侧翼攻入。从那里绕过一片瘢痕脑组织后，就是那只海绵状血管瘤了：膨胀而异常的薄壁静脉形成了一团紫色隆起，正将自身推向脑外的空间。伤痕累累的第七和第八神经，我们全看清了，它们从头至尾裹在血管瘤上，并从内耳道穿过——那是耳朵内部的一条通道，能向脑室传送信息（它更有名的搭档是外耳道）。

　　从显微镜下观看，这只血管瘤好像两只并排的黑莓。前一天的手术在切掉一串瘤之后是否对最后这处病变造成了任何影响，我一时还看不出来。它的一部分埋在脑干里，另一部分位于第七和第八神经之间。今天的这个角度远比昨天看得清楚。我们谨慎地靠近这只卡在两根神经之间的血管瘤，切开它侧面的膜，将里面的血排空，然后用显微剪小心翼翼地将它的外壁从神经上剪下——整个过程如履薄冰，生怕惊动了监护仪。这步操作解除了神经上的拉力，之前监护仪就是这么触发的。这次监护仪只短暂地响了一下，但很快就静默了。

我花了半个小时冲洗切除后的空腔，也努力寻找有没有漏掉什么血管瘤没切干净。最后我确定，已经一个不剩了。脑子随着每一下心跳微微地搏动着——本该如此。脑脊液也很清澈，说明没有哪根隐藏的血管在出血。该关闭了。我劝自己又查看了一遍，直到查无可查。都切干净了，没有残余的血管瘤了，至少以我的目力所及是没有。我们关闭了切口。硬脑膜用一根线紧紧地连续缝合起来，骨瓣重新盖上，最后缝合皮肤。住院医师在切口上放了一块敷料，并围着手术部位套好了头套。

然后，我们静待海登醒来。

他从 48 小时内的第三轮麻醉（手术、MRI、再次手术各一轮）中苏醒后，状态竟比麻醉前更好，令我们喜出望外。他不仅保住了面部运动，左手的协调性也真的改善了——不是一点，而是很多。当他在轮床上被推向 ICU 时，他举起了双臂，对我双翘大拇指。我满怀希望，也保持谨慎，和他的家人一起等候第二天早晨的扫描。

* * *

于是就有了前面说的，一个周六的早晨，我刚查完病房就立刻回到了办公桌前，等待着。等待扫描结果。昨天夜里我睡一会儿醒一会儿，一部分原因是听班任务，还有一部分是因为"提前经历"了这一刻。多年来我一直如此。随着出结果的时间不断临近，其他一切都会渐渐隐入背景，只有等待本身令我焦灼万分。结果千万是干净啊，拜托！

我再次刷新屏幕。停下查看。

还没出来。

我打电话给MRI控制室。"他还在扫描仪上呢，韦伦斯大夫，耐心点儿。"那边哈哈笑着对我说，他们已经习惯我打去的直线电话了。我想要放下矜持，对着办公室的电话狂吼，但我没有。我也陪了一声笑，放下了听筒。

接着，突，然，就，出来了。MRI做完了。我滚动着一张张地查看影像。起先快速，而后缓慢，然后查看从另一个角度拍的一组切面，然后再换另一组看，确保万无一失。我的眼光已经放得更慢了，把每一处细节都看了进去。

很干净。

全部海绵状血管瘤都切掉了，包括我们为之再次手术的那一只。

我靠到椅背上闭起眼睛，浑身顿时松弛了下来。我只觉得一股感激之情在我整个人身上充盈、升腾，维持片刻之后渐渐退去。我感激我们终于做成了想做的事，感激他在术后醒了过来而且状态很好。我还感激能自己去ICU，让海登的家人明白他的下一个十年还有之后的岁月会和他的上一个十年再不相同。未来当然会有新的难题，但其中再也不会包含他们曾经的隐忧：之前的那个海绵状血管瘤明年会不会长大？会不会再要做一次脑部手术？有没有可能发生什么意想不到的事，比如手术时出血或一招不慎，永久地改变他这个人或他的处世之道？以防万一，未来数年里，我们仍会要他来复诊拍片，但像从前那样深深忧虑、要说服自己"可能"没有大碍的日子，一去不返了。

当然，我的 RTOR 率会上升，一同上升的还有另一个指标：平均"在院时长"（LOS）。在医院管理层看来，这两样都代表了我的手术效果和效率。一想到这个我还是有些畏缩，因为这些年来，我虽然已经明白了什么真的重要，什么其实不重要，但不知为何，我依然不能对那些指标完全释怀。

我关掉电脑上的影像桌面，靠上椅背，想象起几天前海登向我描述的一个场景，当时他刚从和我的谈话中得知自己的海绵状血管瘤又长大了。那个场景是他想在将来恢复的生活。我仿佛看见他跨坐在一片房顶上，那属于他参与建造的一所住宅。他头顶是蔚蓝的天空，周围是噼里啪啦的射钉枪响。我不由想到有朝一日会住进他造的房子的人，以及那些人会如何生活。那些房子，一座挨着一座，一排接着一排，一个地块连着一个地块，它们能够存在，是因为有人类的协作这一奇迹。也是因为海登这双手的劳作——这稳稳的一双手，现在已经没有了颤抖的迹象。这一刻，在办公室里，我闭眼畅想那一排排房屋和居住其中的人，又提醒了一遍自己什么才算真的重要，接着，所有可能使我挂念一整天的指标和自我批评都消散了。

23
完整的奇迹

数年前，我接到了一位长期导师和朋友从犹他州打来的电话。他和团队此前为一个 8 岁男孩修补了重伤的身体。那是一个寒夜，男孩和他父亲在自家车库里围在一只取暖器旁，取暖器突然爆炸，飞出一大块灼热的残片扎进男孩的右颈，在颈动脉上撕开一个口子，完全切断了颈静脉，损伤了几根别的血管，还重创了几条关键的神经。他本来会当场血尽而亡，幸亏先是父亲在他脖子上一连按压了几个小时，然后救护车冒雪仓皇赶来，对他实施了院外急救，而后又将他送到了附近的医院，再是救护车把孩子转运到当地的儿童医院，继而进了创伤区，最后我朋友的团队接手，送他进手术室，修复了受损的血管。

他打给我的原因是神经损伤。现在距那台手术已经有几个月，男孩的胳膊还是始终乏力；感觉虽然恢复了一些，但他的右臂已经几乎没有什么功能。出事当晚，这支犹他团队在手术室里发现他的臂神经丛有损坏，这是一丛高度复杂的网状神经，它们发端于脊髓，经过锁骨后方区域通向手臂肌肉。

当年我刚成为医学生，还在恶心兮兮的遗体解剖实验室里埋头苦干的时候，臂丛这一复杂结构就让我着了迷。从贯穿整个躯干的脊髓上，伸出一些细小的神经根，它们在发端处十分渺小，聚成一束之后，从椎管侧面名为"椎间孔"的小洞穿出。在颈椎处，神经根进入侧面的颈部肌肉得到庇护，沿着进出头部的几根关键血管盘绕而下，然后以极富规律的模式合合分分，最后从锁骨下穿出，此时，它们已经变成五根主要的神经干，负责支配手臂的肌肉。令我惊奇的是，除了少数例外，上述分合模式在所有人身上都相同。我在近 30 年前从尸体身上看到的模式，今天用手术救治在分娩中遭受创伤的婴儿时，仍能看到它精准重现，只是尺寸小了一些。每次我在术中暴露臂丛，当我们从雪白的神经周围小心地剥开其他组织，使臂丛在眼前渐渐显形时，我总会想起结绳编织（macramé）：那些经由线绳的复杂交织而成的图案，美丽又脆弱。

接到电话后几周，我在门诊接待了男孩和他父亲，男孩名叫伦纳德。此时距那次事故已有将近半年。父子俩坐得很近，男孩起初把脸埋在父亲的身侧。父亲向我解释说，儿子在最初经那场手术保住性命以后得到了恢复，但右臂一直麻痹着，只能软软地垂在身体一边。接着，到术后约三个月时，他的手腕和手指开始能动了，这表明最长的几根神经已经康复，但也表明下行距离最短、连着三角肌（肩部最大的肌肉）的几根神经仍未开始恢复，因此他无法使胳膊离开身体。连着肱二头肌的几根神经也失去了功能，这意味着他无法曲起臂弯把手放到嘴边。术后四个月时，他的手一天天地恢复力气，但并不能发挥真正的功能。

他能活下来是一个奇迹；未来他还将回学校念书、过充实的生活，那同样是一个奇迹。但我们今天要谈的，是能否让他的胳膊完全恢复功能。我与伦纳德和他父亲坐在一起讨论手术事宜，讨论手术的原理还有风险。我跟他们说，我们会完全避开受伤部位，那里的瘢痕太多、损伤太重，补好的颈动脉有太大的风险会再度受损。我们会下降一点，到手臂中去寻找神经，并在那里开展修复。他们专心地听着。等我说完，他们静默了片刻。父亲转头看向儿子，这孩子才 8 岁大，但创伤使他在短短几个月内仿佛熬过了几年。

"你打算怎么做，儿子？"他问道，"胳膊是你的。"

男孩抬头望着父亲的脸。他伸过来左手牵起自己的右手，把它搭到父亲脖子上，然后左手从另一边绕上去，抱住了父亲。他把头靠到父亲肩上，悄悄说出了回答，声音小到只有他父亲才能听见，接着父亲抬头径直看向了我。

"我们想要完整的奇迹，大夫。"

* * *

　　我父亲最初提起他感到手上无力，是我要他去我的婚礼上当伴郎的那天。

　　没出几个礼拜，他就确诊了渐冻症，我虽然读了大量文献，迫切地想要得出别的诊断，但结果完全没有改变。接下去的六个月里，我完成了医学院的学业，而他的病情也在不断进展——渐冻症就是这么无情。那几个月里，我和他相处的时间超过了我成年后的任何一个阶段，只要一有空闲，我就从杰克逊县开车90分钟回南密西西比，我知道我很快要离开医学院去杜伦的杜克医院接受住院培训，而他的衰退也已经不可阻挡。

　　那段日子里，他又驾着他的飞机飞了几次，每次都由我伴飞，这时我才明白，这么多年，我一直把父子在空中的相处看得太过理所当然。我们最后一次共同飞行时，我感到，这也是他最后一次驾驶飞机。他的手劲明显弱了。飞行即将结束时，他要我伸手过去稍稍把油门杆推低一些，好让飞机慢下来降落。多年来与他同飞，我注意到他每次降落时，都会瞄准跑道编号下方一排竖白道儿最上方的一个点。在拉平时，当地平线上升、飞机减速并浮空接近下方的柏油跑道，他又会微摇操纵杆。一次他告诉我这是为了确认操纵杆没有卡住，但我始终认为，这是他在告诉自己这次着陆又成功了，他又一次让飞机稳稳轧上了跑道编号。

　　一次他告诉我，他在默里迪恩的ANG基地做指挥官时，曾驾驶F-4鬼怪式战机飞过墨西哥湾。那天时间充裕，他的下方有一艘海军航空母舰。谁都知道空军和海军的飞行员之间存在的那种竞赛气氛。海军总说他们才是更好的飞行员，理由很简单：他们能把喷气机降到航空母舰上，有时还在夜间降落。空军当然认为这是无稽之谈。那天晴空万里，父亲正位于7500英尺上空，时间充裕的他发现了一个机会，并抓住了它。他向航空母舰发出了接近请求。他不是真要去降落，而是要降到一定的距离和高度，去看看那块在白浪中浮沉的甲板是什么样子。

他是在一次飞往迈阿密的途中给我讲这些的。在那神奇的半年里，我们抽出了所有的时间相处，彼此都知道我快要走了，他也时日无多。我问他那次飞临航空母舰之后，他是否有所开悟。

"儿子，我看着那一小块甲板在水里起起落落，确实明白了一件事，"他说，"就是那帮海军仔可能飞行技术不怎么样，但降落技术怕是真没得比。"

那次迈阿密之行，是为了让父亲参加迈阿密大学的一项正在进行的三期临床试验，其目的是考察某一神经营养因子对渐冻症患者预期寿命及生活质量的影响。我们下飞机后，他发现从到达口到行李传送带的路程比预料中长，于是我去要了一把轮椅，而他还不愿承认自己需要这个。我大姐就住迈阿密附近，那天开了一辆敞篷吉普来接我们。爸的胳膊乏力至极，一路上无法抬手擦汗，也无法拂开被风吹到脸上的头发。

到诊所后才几分钟，他就通过静脉注射了一针试验药物，之后的一系列力量测试，更是凸显了这个曾经在我人生中最强

壮的男人，已经衰弱到了何等地步。几年后，他早已去世，我
们才知道他当年注射的只是安慰剂，并非试验药物——但这其
实也没分别，因为研究证明那药物并无功效。

试验后我们乘出租车赶回机场，因为堵车厉害迟到了。我
匆匆把他推到登机口，我们刚好晚了一步，飞机已经停止上客。
那时的登机口是不锁的，因为最后一分钟可能还有调整。父亲
不顾禁入标志，吩咐我推着他闯过检查登机牌的地勤人员，穿
过登机口。警笛响起。几名地勤迅速追了上来。

"继续推。"他说。我两眼注视前方只管推动。颠簸了一下。
我们继续前进，来到了登机桥的尽头。前方有一道半米来宽的
豁口，这是因为登机桥已经后撤，好让飞机滑行离开登机口。
黄昏的热气从登机桥和机身间的空当翻卷而入。

飞行员从驾驶舱舷窗望向我们，吃了一惊。三个满面怒气
的地勤围住了我们，他们在引擎的轰鸣声中大声叫嚷，挥手示
意我们从登机桥的敞口后退。其中一个拿起登机桥尽头的电话，
呼叫紧急支援。

父亲用力举起胳膊，手软软地垂着，勉强向飞行员示意要
他打开侧窗。虽然面前有条豁口，但驾驶舱就在几英尺外。周
围一片混乱。我心说这件事可要怎么向医学院的院长交代。

"我是约翰·韦伦斯上校，空中国民警卫队第 186 大队退役
指挥官，曾服役 40 多年。"父亲的喊话不知怎么盖过噪声传到
了对面，"我有渐冻症，在迈阿密大学参加临床试验，我儿子正

要送我回家。他在读医学院。我们迟到是因为堵车，我很抱歉。你能带我们回家吗，机长？"

飞行员看看父亲，看看我，又看了看父亲。他缩回驾驶舱，对着无线电的麦克风说了几句，然后又望向外面的地勤，冲他们点了点头。

他向其中一名地勤示意，要他把登机桥伸长一些。几名地勤向赶来紧急支援的人挥手要他们退下。我们后退一小段，看着半米的豁口合拢。飞机舱门随即打开，两名女空乘看着外面的五个人，惊得哑口无言。

"嘿，别光在这儿站着啊，杰伊。"老爸用嘴角低声吩咐我，"我们进去！"

我把轮椅推过舱门，和父亲一起登上飞机。老爸经历了这么一番折腾，累坏了，经过额外的帮助才坐上了他那靠过道的位子。几个地勤人好心地将轮椅捎下飞机，下去时还转身对我父亲挥手告别。他也用力露出暖暖的笑意。

驾驶舱门打开，不一会儿飞行员就到了我们眼前。

"这么大的动静，我就料到是空军军官闹出来的。"说话间，他脸上露出灿烂的笑容。"上校你好。"他开始介绍自己，"我自己是海军退役，也做到了上校，然后改飞民航，主要是为我妻子。"

"上校。"我爸答道，"我不知该怎么感谢你。"

"不必客气，上校，我很荣幸。现在你只管坐好、放松，本次航班将由美国海军为您服务。"他微笑着说。接着他匆匆敬个礼，转身离开了。

我惊魂甫定，默默地坐着。引擎声中，飞机继续滑行。其他乘客悄悄偷看了我们两眼，然后继续低头阅读，一切恢复了正常。

老爸转过来冲我微笑，悄声说："呵，起码着陆会很干净。"

* * *

犹他州男孩躺在手术台上沉睡，他右侧的整条胳膊、脖颈和胸部都为手术做好了准备，准备过程十分精细，我的搭档们把它比作了我在祭坛上覆盖帷幕准备敬奉。男孩的胳膊被拉出来，与身体呈 90 度角，又旋转成手心朝上，手背搁在四块叠好摞在一起的毛巾上。今天我们是来创造奇迹的。但我们并不蠢。我们不会重涉他侧颈的那处爆炸现场，在参差的疤痕上冒险打开补好的血管。我们今天打算拆东墙补西墙：在脖子下方很远的胳膊里找一些神经，它们有额外的"神经支配"或说输入信号送至目标肌肉，再用这些备用神经重新激活他失能的肌肉。

帘子彼侧，呼吸机传来有节律的哔哔声。我们已经在上臂内侧二头肌与三头肌之间的那条深沟里划出一道切口，通过这条 V 字槽小心地暴露出几段神经。一找到目标，我们就将手术显微镜送入术野，目标之一是径直接入二头肌的神经束，之二是尺神经，其主要功能是弯折手腕和手指。显微镜下，我们打开了尺神经的神经外膜，这层保护鞘必须从头到尾切开，才能

露出里面纤细脆弱的小神经束——神经簇。坐在神经监护台前
的技术员提醒我们，我们刚刚不出所料地微微刺激到了神经，
但没有造成损伤。

　　每次在这类手术开始之前，也就是做好了手术准备、但还
未切开皮肤的时候，我都会在胳膊和手的主要肌肉上，小心翼
翼地穿过皮肤刺入几对细针。这些细针后面连着彩色的线，它
们沿手臂下垂，经手术台一侧，穿过整个手术室，接入一台监
护站，操纵监护站的是一名技术员，专门为此类手术受过特训。
通过监测各块肌肉的状态，他能为我们绘出一幅路线图，并就

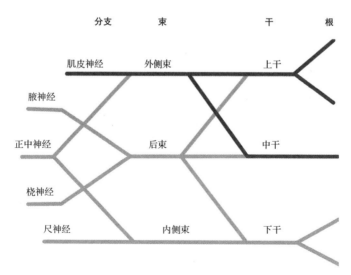

图 4　臂丛神经分支图。其中负责肱二头肌运动的是肌皮神经。

我们关心的神经提供即时情报，这一切都表现为屏幕上的一排排波线。在开展复杂的神经手术时，这类监测能提供极大帮助，今天它更是关键。我们要做的不单是刺激神经，我们还要切断它，至少它的一部分。因此在动手之前，我们务必先要弄清哪个部分是绝对不能切断的。我们继续手术。

在手术的这个环节，我们必须在尺神经内，找到支配肌肉、造成手腕弯曲的那段神经簇。人体有许多奇迹，其中之一就是它在各处均有冗余结构，比如我们有一只多余的肾脏，或是多余的卵巢或睾丸，又比如颈部两侧都有进出脑部的血管。此刻，我们可以说是要要点儿黑客手段来利用这种冗余性。有几块肌肉让我们能弯折手腕，支配它们的是两根主要神经：尺神经和正中神经。在这台手术的第一部分，我们计划在尺神经中找到几段携带冗余输入信号的神经簇，切断它们，然后将它们与接入二头肌的神经缝合，使二头肌在因上游的臂丛损伤而失能之后，再度恢复功能。久而久之，随着这根神经的愈合，脑会对它重新训练，使它发挥和原本毫不相干的功能。这等于黑入了神经系统。

我们分离出了那几段尺神经簇。手术显微镜的倍数已经放到最大，昏暗的手术室里，一束细细的光线照亮了手术区域。我们先用一根带钩的探针刺激目标。一确认正确的神经簇，我们立刻切断了它。

我听见手术室一角传来一声轻呼。

"我说大夫，刚刚出事了，情况不妙。"技术员焦躁地说。

"啊抱歉。"原来我在切割前忘了告诉他，"都好着呢，我们要开始一项修复了。"我回复他。

"胸口好痛，大夫。"他对我说，"你知道你不打招呼就切，吓得我胸口好痛。"

我在口罩下笑了笑，继续手术。用一把迷你剪刀，我们接着剪断了接入二头肌的神经，同时确保尺神经簇和目标神经都留有足够的长度，可以对接。然后我们将两者缝起来。太小了，只要手术室内不经意间升起一股气流，就能将缝线从显微镜下吹走，吹出我们的视线。做这类手术时，我常要提醒自己别忘了呼吸，身体的其他部位则要一动不动。那条可用的尺神经簇的近端，被缝到了连入肌肉的神经残端的远端上，两者以特定的方式连接，可以引导单根神经越过当中的微小间隙生长。

"我们没事人看着挺好的。"洗手护士看着面前屏幕上的实时影像说道。

"我们已经完成了一半。"我说，"下一步是腋窝。"我们接着要做的是恢复他的肩部运动。我们将切口延长，切进了男孩备皮、消毒妥当的右腋窝。我们的目标是那里薄薄的皮肤正下方丰富的血管和神经组成的网络。这时我们已经沿着臂丛向上移动了一大段距离，更接近原来的损伤部位了，但正好停在了受伤区域下方。很快我们就发现了要找的两根神经，对它们施以刺激，准备开始手术的第二环节。这个环节和刚刚完成的那个一样，用的是"神经移植术"，这一技术也源于第一次世界大战期间医生和士兵们积攒的经验，距今已经有百余年。

位于上臂背面的三头肌有三个头，所以叫"三头肌"。其中每个肌肉头都有自己的神经支，全都来自桡神经。不同于他的二头肌和三角肌，伦纳德的三头肌已经恢复了全部功能，伸直胳膊没有问题。所以我们可以再当一次黑客。三头肌只要有两头完好就能正常工作，因此其中的一支神经可以重新接线。我们切断长支（这一次没忘记和技术员先打招呼），将它引到上面的腋神经，腋神经连入大块的三角肌，位于腋窝深处，负责肩膀处的大部分手臂运动。我们跟着切断腋神经，并再度开展显微修补。一经完成，我们迅速撤出，关闭一层层肌肉，最后关闭了皮肤。

作为神经外科医生，我们谈到脑脊液手术时常说它"像通管道"，神经手术则"像做电工"。但实际上，就像前面的故事一样，修补神经并不像是捻接两条电线那么简单：电线接好后只要一摁开关灯就亮了，效果瞬时可见；神经要长好则很慢，一天最多长一毫米。这就好比电工已经收工走人，你也铺好了卷起的地毯，复位了搬开的家具，甚至付清了账单，但电灯还要再等六到九个月才能点亮。每次做了这类手术，无论预先有多少心理准备，恢复期都感觉像过了几年。

六个月后，我在第一次见面的诊室接待了这对父子。两人都神采奕奕。

"他等不及要给你看了。"父亲说道。

"好，快给我看看！"我对男孩说，"我也等不及了！"

他举起左臂挥了挥。

"开刀的是右边哦，伦纳德！"我说。我们三个都笑了。

你在手术前总要跟病人讨论。这时你必须诚恳，绝对诚恳地对父母说明手术为什么必要，常常孩子也会听见。有时手术的必要性显而易见，有时颇有风险，但你绝对、绝对没法保证什么——你不敢保证手术会达到预期效果，或术后一定没有并发症。在小儿神经外科的脑以外领域，比如涉及脊髓或臂丛的时候，开刀部位附近总是有一根血管、一条别的神经或就是脊髓本身。而在颅内手术中，负责语言、运动或视觉区域可能就在毫厘之外。我觉得我有责任让对方明白手术有风险，期望要降低。这大概是导师杰里·奥克斯灌输给我的。他在伦敦的大奥蒙德街儿童医院工作时，有一次，护士要他别和家属做术前谈话了，因为他"总是犹犹豫豫地大谈各种可能的并发症，把病人那边吓得够呛"。

在这台手术前的谈话中，就在这间屋子里，我告诉他们，只要他能再碰到鼻子，或是让手臂离开身子侧面几度，他们就应该满足。而伦纳德现在做的，是把两条胳膊全部举过头顶，象征橄榄球触地得分的动作。我们一齐大声欢呼。外面门诊大厅里的住院医和护士都望进来，看见我们三个喜悦地抱在一起。

然后伦纳德看着我说："还有这个，韦伦斯大夫。"他将右手举至额头，敬了个礼。

这只是一个简单的动作，每天都有人这样做。但每次我看见它，无论身在何处，我都会看见我父亲。当我们在这间检查室里庆祝他的康复时，伦纳德不可能知道我这个心结。实际上，我不仅会看见我父亲，还会看见自己在他身边，我们两个都是过去的形象：我是照片中的两岁幼儿，这张照片就放在我童年老宅那张长沙发旁的贴面边几上，我一天天长大，也一天天看着它。照中的幼儿表情严肃，十足战机飞行员的儿子，正对着相机敬军礼。我看见自己站在过去众多某条飞机跑道的其中一条边上，父亲朝我走来，面露微笑，俯下身子向我回敬军礼。我看见和他的最后一趟旅程，我们从迈阿密乘飞机回家；那位善良的飞行员向他行礼，我父亲也面色坚毅地回望着他，虽然手已无法举到头侧，但仍将这个意思传达了出来。我想到父亲活着的时候，并不知道我的人生之路究竟会通向何方。敬礼吧，对人生，对所有病人，对这个男孩，敬一个礼。我感觉伦纳德的这一敬礼穿过了我，穿过了时空和记忆，传达给了我父亲。我也看见父亲向这间诊室里围在检查床边的我们走来，望向我们，微笑着回了一礼。这是一对父子对另一对父子的回礼。

后 记
毫厘之差

每周二晚上，我们医学中心的神外住院医师都要聚到一起开期刊研读会，雷打不动。会上讨论的话题，覆盖了本学科的很大范围：有对脑干内解剖结构的细致评述，有对复杂颅底肿瘤手术方法的分步骤讨论，有最近发表在《神经外科杂志》上的某篇划时代的论文，也有将头环背心用于颈椎骨折治疗的动手培训。总之，既有先进科学，也有实践学习。

还有吃的。

每一回都少不了吃的。他们这么辛苦，这是我们起码能做到的。神外培训有一个著名的原则（出于日程的不可预测

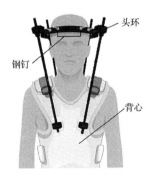

图 5　一种头环背心

和漫长的工作时间）：能吃就吃，能睡就睡，别 #%^& 下丘脑（普外的版本是"胰腺"）。于是每周二夜里，他们都要凑到一起吃一吃，学一学。

但是说老实话，他们能来，主要还是为了有机会见见和自己一样的方式辛苦了一天的同类，尽可能把这一天的紧张消化掉。神外培训是一条艰难的战壕。

不过这个周二的晚上，他们没有坐在洁净的医院会议室里，拉下百叶窗来听投影仪嗡嗡作响，而是十个人在我家的后门廊，在白色椅子上围坐成一大圈。我们每一个都穿着蓝色刷手服，带着白天工作的疲惫。盛满食物的盘子随意搁在膝头，喝了半空的精酿啤酒罐摆在身边的地上。那些仍在手术或应付急诊的住院医师没有参会，但这仍是一场极好的展示。我有一个理论：说出对自己影响最深的故事能够拯救心灵，并帮所有人（包括病人和医护）更快愈合。根据这一理论，我要他们各讲一个病例，这病例或是教会了他们什么，或是令他们难忘，甚或是纠缠心间令他们难以释怀。这是我们第一次以团体的形式发起此类挑战，它的正式名称叫"叙事医学"，坦白说我也担心，生怕他们找出各种听上去合理的借口不来参与——"抱歉老板，有个病人得再去检查一次"或者"明天有个大手术，今晚得预习"——最后搞得只有不超过三个人出席，每个战战兢兢地说上两句，也鲜有讨论（中东烤肉串也剩下许多）。谢天谢地，实际并没有如此。在我就这个问题发表了两篇论文之后，有几名住院医对我提起他们自己也有一些经验想跟大家分享，问我是否可以。

夜色渐深，大家安静下来，故事会开始了。有人讲了自己引以为豪的挽救病人或避免灾难的故事：自己一介住院医做出了或大或小的临场应变，或是解决了一个复杂问题，病人因此活着出了院。也有人坦白了自己的深深失落，在他们的故事里，家属永别了亲人，令他们一时自责难当，觉得是自己不够努力、不够聪明，没把问题解决，可这些时候多半是无计可施的。

我也说过，这一行可不容易。

医学中满是故事，跌宕起伏的故事。在医院待久了，你就明白这些故事根本无须润色。而神经外科的故事往往更加起伏跌宕。这些故事往往发生在生死之际，其中有痛苦也有喜悦，还有深刻的心灵危机和堪堪得到回应的祈祷。当生命显露出最宝贵也最有意义的一面时，你不可能不被这些根本性的瞬间所吸引。居于这方天地之中，往往一切都会升华：亲人的拥抱会比以往长那么一点，在自然中徒步时的呼与吸也更深沉了一分，对安全和健康的感激也浮现得更多。

新冠疫情使医学的许多分支离这个境界更近了。

写作本书时，我大多时候都尽量对新冠避而不谈。这场大流行的故事应该由别人来讲，他们是染上病毒发病的人，是幸存下来收拾残局的家庭成员，以及那些英勇奉献、守在前线上治疗患者的人。在未来几年，当我们终于将新冠病毒视作一场公共卫生灾难和一项历史事件时，这样的故事将涌现更多。

　　不过在这场危机中，有一段手术经历对我确实不同一般。当时疫苗刚刚分发给全国的医务工作者，大家终于第一次感到疫情结束似乎有望了。正常的气氛再次恢复，虽然只维持了片刻。

　　2021 年 2 月的一天晚上，暴雪覆盖了南部大片地区，我们的值班团队匆忙地布置着手术室，准备开展一台急诊开颅术，患者是一名 10 岁男孩，患硬脑膜外血肿，在他的颅骨和覆盖脑子的硬膜之间，出现了一个危及生命的血块。之前当暮色转入黑夜时，男孩和几个朋友一起玩儿雪橇，从家附近的一座结冰小丘上滑下来。男孩的最后一滑太快、太远，一直冲到了冰封的街上，停在了对面一辆轿车的下方。当时他的头正抬着观看方向，于是撞上了车门下框，撞得很重。幸好他及时扭头，以左侧头部而非面部承受了撞击。

　　在现场，他短暂昏迷后很快恢复了知觉。急救人员赶来将他送往当地医院时，他谈吐自如，并无意识错乱的迹象，只是撞到车门框的地方感到头疼。最初的脑 CT 显示没有大碍，但仍令人担忧，因为他头部有一小处骨折，硬膜外还有那一小块血肿。等他被转运到我们这里接受观察时，情况已然恶化不少，血块面积大大增加，对脑的压迫显而易见，他也陷入了昏迷。不做手术活不成了。

　　手术室的门砰地撞开了。巡回护士、麻醉团队还有我的住院医一起接来了病人。

　　"各位，"巡回护士说，"现在有一个问题。"

现场的人，洗手护士、已经进手术室正在调阅 CT 片的住院医师、麻醉护士还有我，齐刷刷地抬起了头。

又怎么了？我心说。

"快速新冠检测结果还没出来。"

别忘了，这时快速又可靠的新冠诊断法才刚问世，疫苗也刚刚发放给老人和医务人员。在这之前，每次要做急诊手术却不知道病人是否阳性，我们都会穿足防护装备并采取必要的防范措施。但每次进手术室医治创伤病例时，你总免不了想到这个决定可能威胁自己的生命。年初时，《福布斯》报道有近 30 万医务人员感染新冠，其中已有约 900—1700 人死亡。这些医务人员大多在急诊部和 ICU 工作，虽然不是我们科室，但你也很难不觉得自己注定要成为下一个统计数字。

然而这时，一年来的第一次，事情有了转机。

"你们都打过疫苗了吧？"我问他们。

"打了。"房间里的每一个人都回答道。

洗手护士插进来说："好，那大家开始吧。我们有活要干了。"

我们很快进入了熟悉的手术节奏，在深夜中忙碌起来。凌晨时手术完成，以往这时我们总是各自散去，先眯一会儿再去查房或准备第二天的手术，但今天我们都留了下来，看着麻醉医师抽出了男孩的呼吸管。当男孩听从指令举起双手的三根手指并扭动脚趾时，我们都在口罩下笑了。那一刻，我们在男孩的床边握手庆贺，世界仿佛又回复了正常。

* * *

但世界并不会那么轻易回复正常。

因为，新冠、新冠疫苗乃至基本公共卫生措施，都会将我们的社会深深撕裂。撕裂的双方，是科学和反科学，是理性和非理性，是大城市和小城镇——落在我自己身上，则是我的过去和我的现在。来参加期刊研读会的神外住院医都有心事需要交流抒发，好不致独挑重担；我也有这个需求。在写完本书之际，回顾一路上的经验教训，下面的故事令我的内心感到无比沉重。

在写下这段文字前的几周，我在新闻里看到了纳什维尔附近一所学校的校董会如何演变成了一场混乱。听众用叫嚣盖过了几名医务人员的说话声，还跟着他们来到了他们的轿车旁。一位小儿重症监护医师在此地工作多年，挽救了千百名儿童的性命，她到董事会上发言支持在学校佩戴口罩的强制令，结果遭到一群煽动者的威胁，他们握紧拳头围住了她的轿车。

"我们知道你住在哪儿！我们会找到你！"

随着疫情和此种政治态度的泛滥，这种态度似乎在美国南部特别集中，而这里正是我出生、长大并居住至今的地方。本书写至此处，老家密西西比仍在这种致命病毒的疫苗接种率上接近垫底。而在现在的家田纳西州，我只要环顾周围的情形，就能认出异见者。他们很像我在阿拉巴马州诊治过的那些人，我在那里度过了执业的头十年；他们也很像北卡罗来纳的人，我在那里接受了住院培训；或者说像密西西比州哥伦比亚市的人，那里是我小小的老家。从人口学角度看，这些人跟我多有相似：白人，南方人，基督徒。他们许多都像和儿时我一起在后院玩耍、后来又一起上小学、一起参加中学舞会的朋友。他们也很像每次珍珠河（Pearl River）行将泛滥时和我的家人一起垒沙袋保护我们历史悠久的内城的人，或是我祖母生病时带食物探望她的人，还有我父母葬礼时前来致哀的人，以及无论顺境还是逆境始终关爱着我们一家的人。我们也爱他们，无论过去还是现在。

我就出生和成长在这样的地方，距密西西比和更南边的路易斯安那的州界 20 英里。我们家挨着主路，是一座方形柱子撑起的白色房屋，宽大、温暖，总是灯火明亮。我的父亲、母亲、两个姐姐和我本人以各种组合在其中生活多年。在我写作本书时，我的大姐伊芙正带着几只动物住在里面，标志着我们韦伦斯家的成员在那里生活超过了 50 年。以前我的朋友们常到我家来玩，近些年也来参加过两场葬礼，他们总是亲切地称这所房子是一座家庭博物馆。"你们这儿有导游吗？"其中一个问我，"礼品店呢？"

不久以后，我就要把它打扫干净准备出售了，这种感觉，就仿佛父母之外又有一位长辈将要离世。我的家族史和林林总总的记忆，都依然活在那里。也许有人想看看我二姐萨拉二年级在学校演戏时穿的那件手工缝制的多彩蝴蝶戏服，我母亲保留了它，就放在整齐的阁楼上，罩了塑料膜挂起来了，衣架上还套着带触须的头箍。有人好奇我在中学科技节上赢的奖牌吗？

它们都在我长大的那间屋子里，挂在墙上留作了永久纪念。补充一句：我父亲最后一次入院之前，也是在这间屋里度过了最后几个礼拜。20 年后，同样在这间屋里，我母亲在家人的环绕中告别人世。对，这间我小时候生活的屋子，也是我双亲离世的地方。所以，在未来即将交付的时候，如果我必须再三回到这里治疗内心的感伤，请允许我进去。要说再见真不容易。

两个姐姐到我读初中时都离开了家，于是我一开始是三个孩子中最小的，后来是两个孩子中最小的，到最后又成了家里唯一的孩子。我们这一家人倾尽所能给予了彼此最大的爱。我们去当地的圣公会教堂礼拜，教友只有 16 个人，不同于当地动辄成百上千名教徒的其他教派（教友中包括我只有两个小孩，我俩上的主日学校，班里全是成人，我们六年级就知道"末世论"[eschatology] 这个词了）。我们一家一有机会就一起度假，晚上围在餐厅的桌子旁一起吃饭，每个人都有许多缺陷和心结，但当时我们只有朦胧的认识。那些年里，我们常在家里的车库制作花车迎接两个姐姐回家，一个姐姐的某位短期男友曾骑着摩托车来过我们家，我们也经历过一些悲剧，足以提醒我们生命脆弱，要继续坚持。

这是曾经的我，也是现在的我。不过，现在的我也有着别的面向。如今，我横跨两个世界——一个是老家密西西比的小镇，一个是位于纳什维尔范德比尔特大学的世界级医学中心。置身于科学世界，我免不了会有人生的演化，科学、文化、宗教方面都是如此。这当然也不是我一个人的故事，而是当今世界中许多人的经历，无论他是否在医学界。我们被家庭和家乡形塑，被生命体验铸造，渐渐褪下迷信，明白在信仰之外也需要证明，现在也准备好了去改变社会。

随着病毒的进犯，本应该针对泛滥的假消息和伪科学的不信任感，如今却指向了医生、护士和挽救生命的医学研究者们，而这股狂潮大量来自我最熟知的那个世界。在《无处还乡》(*You Can't Go Home Again*) 中，美国大作家、北卡仔托马斯·伍尔夫 (Thomas Wolfe) 讲了这么个故事：某作家写了本畅销小说，书里专门编派老家，激怒了乡亲们。"无处还乡"一名即由此而来。但伍尔夫还有一个意思，就是人不能向过去寻求庇护："你回家……无法回到旧的习俗和套路中去，你曾以为它们千秋永续，但其实它们总在变迁——回家也无法逃回时间和记忆中去。"

如果有什么东西能抵挡向着时间和记忆的逃避，那就是科学。科学只遵守自己的时间表，不受多变的选举、新闻周期、文化癖好及历史负担的左右。要让真正有效的研究能以严谨的目光考察治疗结果和并发症，就必须等待一段时间，在那之后，你才能为某种干预手段找到最好的证据或否证。如今，各种答案都是全部信息立时奉上，我们已经习惯了这种方式：每天每时金句不断，一篇报道的位置全取决于点击量，而非它的真伪或对社会的实际价值。要开展合理的研究，至少是不想让研究得出虚假甚至有害的建议的话，当然就不能一味地求快和取巧。

有一个例子很值得我们深思，就是早先所谓的儿童疫苗与
孤独症有关，它现在已被驳倒。1998 年，广受尊崇的医学期刊
《柳叶刀》发表了一项小规模研究，指出在 12 名病患中，有 8
人身上出现了儿童疫苗与孤独症的意外关联。这篇论文只是观
察性的，没有证明任何因果性。但这项小规模研究却几乎颠覆
了一个儿童疫苗项目，此前该项目已经功能性地消灭了麻疹、
流行性腮腺炎、风疹和其他儿童疾病，杜绝了它们曾经对社会
造成的严重冲击。儿科医生以前总是自动为孩子们接种疫苗，
此时却遭到了家长的坚决抵制。有一件事说来很是反讽：和今
天相比，那一轮抵制往往来自政治立场偏向自由派的家长。对，
当年的"疫苗犹豫"主要来自中间偏左的年轻家长，在当时媒
体的夸大宣传之下，在一篇篇家长为自家孩子的孤独症寻找原
因的孤立报道中，在多年来某个不断重复、一再回响的迷思之
下，他们受害不浅。12 年后，最初那篇论文的作者被发现伪造
了数据，这项研究全系编造，整篇论文都是一个谎言。《柳叶刀》
声明，对该论文作完全撤销，但危害已然造成。我们到今天仍
在清算这一危害。

　　或许我也像托马斯·伍尔夫笔下的主人公一样，无处还乡
了。但另一方面，我也从未离开。因为上苍眷顾、福气不浅，
加上优秀的父母和朋友，我有幸和本书记载的病人们一起走过
了一段段旅程，而这一切就发生在南方的此地——离生我养我
的家乡只有短短的车程，但又仿佛隔了一个世界。总有一天，

这场全球疫情将退入记忆。但是我们的文化中将会残存它的影响，特别是对我们自己眼中的异类动辄痛加批判的做法。为自身福祉计，我们必须让这种文化分裂也退入记忆：要忘记怒火；要记住无论你将罗盘上的什么方位称作家乡，我们都是共性多于分别；要记住我们往往有着十分相似的来处，最初的轨迹只有毫厘之差，后来才在生活中渐行渐远。我们必须记住，宽恕是人类交往的重要一环。本书中的那些孩子及其父母所展现的风度和坚韧，我们人人都能做到。这也是我决定写作本书的一个主要原因——伸出手来迎向彼此，分享生命深处的故事，说出我们的喜悦还有痛苦，这样我们才能更好地记得彼此都是人类，谁也不是生来更加低贱、疏远或怪异，每个人都面对着同一批关键又难以估量的基本生存状况。互相交谈，说出自己的经历，跨过隔阂去沟通，或许是我们的一味解药。我相信，当我们相互帮扶一同走向治愈时，书中这些家庭以及其他类似家庭的经历，将是不可或缺的参考。

* * *

那天晚上，我家的期刊研读会临近结束时，纸盘子都塞进了堆肥桶，食物也打包了准备拿去给值班的住院医吃。参会的住院医都发了言，只有一人没说。我在讨论中稍微领了领头，但主要是闲坐着听他们陆续发言。一名住院医说起了一位老太太，她从急诊部收治了她，在治疗中产生了感情，她形容她有种"乡下人的强壮"。老太太被诊断为恶性脑瘤，接受了切除术，最后却过早死亡，这令这位住院医师相当悲痛。"她是怎么从乡下人的强壮，发展到丢掉性命的？是我们哪里没有做到吗？"她问道，"我们为什么离治愈脑瘤还那么远？"

最后说话的一名住院医羞怯地承认自己没写稿子，但是不是可以直接说说自己的经历？他接着说起了一个二十四五岁的男青年，被送到急诊部时已经半死不活。向脑干供血的主要动脉——基底动脉堵塞了，他就在这位住院医师的眼前发作了中风，看样子会大事不好。一般而言，人是无法从这样的中风中恢复的，往往会陷入"闭锁"：对环境还有意识，但无法活动或交流。这名住院医当时正对血管内技术发生兴趣（就像"破裂"一章里写的那些），他迅速将病人送入造影室，随即就和主治医师一起打开了血管。"简直是奇迹。"他说。

说到这儿，他的声音微微地有些颤抖："术后病人醒了，"他顿了顿又说，"是彻底地恢复。"他的视线越过我们头顶继续向前，仿佛在看着我们身后上演的另一重现实。然后他收回了目光，重新聚焦。"我现在知道这是我想做的事了。"他说。他重新坐下，这次集会结束了。

我明白，这些年轻医生必须把自己的经历告诉彼此，为了理解每日里工作的意义，也为了厘清每夜带回家中的感情。要想清楚这些事情并不容易。但这些住院医师在说起自己的病人时，是怀着极深的共情、极大的尊重的。他们忘不了在将病人推进手术室或是看着病人术后在 ICU 中苏醒时，病人流露的那种面对未知的勇气。应该说，这些共同记忆给予了我们不可限量的帮助，使我们能与那些只凭个人无法抵挡的巨大力量搏斗。

在神经外科，我们和病人一起行走，一路从他们身上学到深刻的教益。我们明白了自身的脆弱，人生可能瞬息改变。这些对所有人都是永恒的真理，无论你走何种人生道路。要知道我们和我们所爱之人谁也无法免除痛苦，艰难本就是此生的必有特征。而从这种恐惧中获得救赎的法门，就是我们所拥有的那种足以令人敬畏的坚韧、宽厚和愈合之力——要找证据，看看本书中的孩子们就行了。

我很荣幸能成为这些故事中的一个角色，也很感谢故事背后那一条条宝贵的生命，我感谢一位位住院医师及同行，以及神外专业内外的其他使我保持清醒并向我提出宝贵见解的各位同事。我很珍视这个机会，能在这些了不起的孩子及其父母的生活中截取一段，传递给大家。并且告诉大家，在此生中，我们既在治愈别人，也被别人治愈。

致　谢

　　我有太多的人需要感谢，随便一写就能使这部分成为整本书最长的一章。我在这世上活了52年，其中一半时间投身于医学、神经外科特别是小儿神经外科的天地，一路上承蒙许多人的帮助和影响。如果我不慎在这张清单中遗漏了你，还请见谅。

　　首要的是那些孩子和家长，你们允许我相伴在人生路上走了一程，谢谢。你们每一位都支持我的写作计划，这从一开始就对我十分重要。我真诚地希望本书有助于你们了解到：能照料你们和你们的孩子是我的荣幸，并且在你们愈合伤口的同时，我的许多伤口也跟着愈合了。你们怀着善意对我的感谢，我也想还给你们。

　　谢谢我最了不起的伴侣梅利萨，她和我共度了超过25年的时光，从中学时代起就断断续续参与了我的人生。你是我在世间最大的宝藏，我的挚爱。谢谢我的孩子杰克和菲儿，你们忍受我在清晨和周末写作，还有我（偶尔）因为通宵苦干、体力透支而发脾气。我好爱你们两个。感谢你们进入我们的生命。现在快去打扫自己的房间，喂狗吃饭。

2017 年，我刚从手术中恢复，大半个秋天都被迫卧床，是我姐姐萨拉·莱尔德·科切（Sarah Laird Kochey）鼓励我"把工作中的故事大概写几个下来"，也是她第一个相信我将来会成为一名写作者。萨拉，你是我人生中多么强大的一股向善之力啊，谢谢你。谢谢 Trish Hall 在我动笔之初给予的重要建议，以及她高超的编辑技巧。谢谢《纽约时报》的重磅编辑 Peter Catapano 让我这个还没有出过书的儿神外医生试试身手，还在飞去佛蒙特见他的航班上流了一鼻子血。

我在《纽约时报》的头两篇文章引来了我的经纪人，Aevitas 创意管理公司的 David Granger，他是我人生的巨大助力，此外自己也有一段值得记载的精彩人生。他对我最初的要求是"随心而写"，就我当年如何走进小儿神经外科，先用写上五千词的意识流再说。后来这五千词成了一份正式图书大纲的引言，最后也成了本书的序章。最早的那一版，没有标点，不分大小写，充满拼写错误，读起来更像是我被一肚子咖啡和睡眠不足的双重作用催出的试笔，远非我所追摹的詹姆斯·乔伊斯风格。现在它妥善保管在一块硬盘里，放硬盘的地方只有我知道。

在这时，Mark Warren 和企鹅兰登书屋正式登场。十分感谢 Nancy Jo Iacoi，是她在这段旅程最初的日子里，把我姐姐萨拉介绍给了 Mark。我对 Mark 这位编辑的谢意简直不知从何说起。在 2019 年前，我出版的非科学作品只有……零部，与他共事仿佛上了一堂写作和编辑的大师课。在架构本书的过程中，Mark 就是一位耐心而优秀的老师。他从我笔下启发的不仅有一个个故事，还有配得上那些孩子和家庭的用词，这一点我怎么感谢也不为过。在这个过程中，我不仅精进了写作技巧，也大大加深了回顾这些经历、从中萃取出意义并为我自己的人生所用的能力。谢谢你，Mark。我还要感谢企鹅兰登书屋的一整支团队，包括出版人 Andy Ward、副出版人 Tom Perry、助理编辑 Chayenne Skeete，谢谢 Rachel Ake 设计的漂亮封面，还有营销组的各位：Ayelet Durantt、Barbara Fillon、Emani Glee 和宣传总监 London King，谢谢他们的精彩想法和对这本书的全心奉献。谢谢我们的出版编辑 Mark Birkey，书中的每句话他都有仔细校读。

我要特别感谢几位朋友对本书的贡献：Abhaya Kulkarni 通读了全部手稿，并在我向企鹅兰登书屋交稿前帮我把稿子做了整饬；谢谢 Jon Meacham 的影响力和他对出版行业的洞见；Brad 和 Kimberly Williams Paisley 让我意识到创意在我们生活里的重要地位；Reed Omary 陪我在早晨散步；Cal Turner, Jr. 和我共进午餐并补全了我的家族往事；Jamie Kyne 总是对我好言相慰；Jerry Martin 热情地为我介绍法务——也谢谢他介绍来承担法务工作的 John Voigt 和 Kim Schefler；Catherine Seltzer 和 Amanda Little 在最后关头给了我关键的写作建议；Allen Sills 的吹毛求疵成效显著；谢谢 Ash Shah，当年我和他一同在杜克医院实习，他很快接受了我这个来自密西西比的新人；还有里德·汤普森，我的朋友和科室主任、杰出的外科医生，谢谢他多年来对我的支持从不动摇。

除了序章中提到的几位，我还必须感谢 20 世纪 80 年代末密西西比大学英语系的三位教授，他们从我还是文学系学生的时候就给予了我支持，后来又一直延续到我的医学生涯，他们是目前任教于罗格斯大学的 Chris Fitter 教授、密西西比大学荣休教授 Colby Kullman 及密西西比大学荣休讲席教授 Gregory Schirmer。他们三人依次带我领略了莎士比亚、斯威夫特以及乔伊斯和叶芝的妙处。对于这些终生的礼物，我永远感激。Fitter 博士，您说得对，莎翁的名言永远适合引用，即便是在手术室里。或许手术室里尤为合适。

各位共事过的住培和专培医师，无论现在这批还是过去 20 年中的各位，谢谢你们。因为一路有你们相伴，我的职业增加了许多意义——我想象不出我的神外生涯如何能少了这一方面。

感谢在密西西比大学医学中心和杜克大学医学中心培训过我的各位外科医师、医学博士和其他医务人员（尤其是密西西比中心的 Andy Parent 主任和杜克中心的 Allan Friedman 主任），感谢一路上的同学和一起参培的住院医师，还有许许多多在"链斗"上费心送我一程的人。

谢谢杰里·奥克斯，我的专培导师、我在阿拉巴马大学的高年资搭档和朋友，若没有你的影响，我根本不会进入这门职业。谢谢你。沙恩·塔布斯是行走的《实习医生格蕾》和《奈特人体解剖彩色图谱》（Netter's Atlas of Human Anatomy）结合体，谢谢你在早年和我搭档，并和我保持了终生的友谊。也谢谢我在阿拉巴马大学的其他搭档——Paul Grabb 和 Jeff Blount，还有 Leslie Akapo-Satchivi、Curtis Rozzelle 和 Jim Johnston——你们从我早年的上进学术型外科医生时代就在忍受我，之后也一直是我的朋友，虽然偶尔肯定也想过和我绝交吧。

　　谢谢我目前在范德比尔特的小儿神经外科的同事 Rob Naftel、Chris Bonfield 和 Michael Dewan，你们从一开始就支持我的写作计划，谢谢各位。还要谢谢你们的友谊和明智建议，谢谢你们曾怀着同样的愿景一起建设我们的科室。你们都是才华横溢的外科医师、品格高尚的好人，感激你们对我的影响。

　　感谢阿拉巴马大学（尤其是 Amy Finch 和 Nadine Bradley）和范德比尔特（尤其是 Pam Lane 和商务官 Coleman Harris）神经外科的其他教师和后勤人员，谢谢你们多年来的帮助与协作。Debi Andrews，我的行政僚机（这是我能想到用来说明她的重要作用的最佳头衔），在我参与的几乎所有事务中均是绝对关键的角色——你是最高意义上的助力者，请接受我的深深谢意。

　　我很幸运，多年来有好几位上司支持我、影响我。除了已经列出的各位，我还尤其要感谢 Jim Markert、Luke Gregory（已逝世）、Meg Rush、John Brock、Jeff Upperman 以及范德比尔特中心外科学部主任 Seth Karp（无论何时见面，Seth 最后总要问我一句"书写得怎么样了"）。特别感谢范德比尔特中心的院长 Jeff Balser，他从一开始就支持我写作。

一直以来的各位手术技术员、巡回护士、麻醉人员、门诊团队、ICU 团队和病房护士，请你们知道：没有你们就没有我这一切。尤其要感谢 Debbie Carciopolo、Martin Kircus、Maria Sullivan、Diana Penn、Kayla Gross、Melissa Gordon、Jon Kraft、Jason Linsley、Tasha Lewis 和 Laura Newsom，谢谢你们的勤奋工作与奉献精神。还要特别谢谢 Nick Metoyer 在手术室会递来我需要的而非我要求的器械。

海莉·万斯的长久友谊和勤勉也要一提，她是我们了不起的护理医师搭档，陪着孩子们和我走过了大段旅程。她给患者家属的奉献和对强烈情绪的处理，都是对奥斯勒*精神的最好体现。Chevis Shannon，他研究临床结局，也是我多年的朋友，对我有巨大的影响，使我能在更大的尺度上看待流行病学问题。在他的影响下，我开始正式进修流行病学，并在中年时取得了学位。感谢你们两位在这些事和许多别的事情上对我的帮助。

在小儿神经外科领域，还有许多朋友和同行在我自己的业务之外影响过我。这些人中，我还没有提过的有 John Kestle、Jay Riva-Cambrin、Dave Limbrick 和 Bill Whitehead，他们都是

---

* 　威廉·奥斯勒（William Osler，1849—1918），加拿大医生，现代医学之父。——译注

"脑积水临床研究网"（HCRN）草创时期的同行，我相信本领域内最重要的研究和影响就来自这个临床研究团体。我要由衷感谢美国小儿神经外科医师学会（ASPN）的多位同行。要知道，这个写作项目的一大部分就是为了致敬你们为儿童所做的贡献。感谢先后担任《神经外科杂志》主编的 John Jane, Sr.（已谢世）和 Jim Rutka，你们教会了我许多医学写作和编辑方面的知识（特别谢谢 Jim 的热情，还有他对我早年不拘传统的科学编辑意见的容忍）。Benny Iskandar、Matt Smyth 和 Mark Krieger：你们不知道在神经外科和生活之中，你们对我的影响有多巨大。Jon Martin、Susan Durham 和 Ed Smith：总有一天我们会一起去参加那个听上去很糟糕的比赛，我保证。

我要对 Elizabeth 和 Clark Akers 夫妇，还有 Carter 和 Glynn Brazzell 夫妇匆匆道一声谢，感谢他们在我写作和编辑的最后日子里，让我用他们的两座林中小屋（都不通网）。谢谢我的表兄弟 Charlie、Will 和 Lee Haraway，他们作为 Haraway Brothers 和 Sundogs 乐队创作的音乐，给了写作中的我许多快乐和启发。我坚信每个人在一生中都至少应该听一次他们的《复活之歌》（"Song of Resurrection"）。谢谢我的堂兄布拉德（Brad）·韦伦斯，他是我一生的朋友，也保存了许多家族故事，他还和他的父亲，也就是我父亲的兄弟 Kennard，走出了一条自己的路。我还要谢谢我妻子的姐姐 Julia Myrick 和她丈夫 Dan，以及 Allen Murphy、Andrew Foxworth、Ollie Rencher、William Henderson、Joanna

Storey 诸位朋友，他们都支持了我创意性的一面。我们幸运地在纳什维尔有许多支持我们的朋友，包括 Keith Meacham、Gray Sasser、Kathryn Sasser、Vandana 和 Rick Abramson、Amanda 和 Ben Henley，以及 Cyndee Martin。也容我半打趣地谢谢我家那条棒棒的卡瓦波犬 Watney，在写作本书的最后几个月里，他一直睡在我脚边，并在我需要休息的时候带我去散步（或者划桨板），在写作和其他许多事情上，它都是我的伙伴和知己。

书到结尾，我想谢谢我大姐伊芙，她至今还生活在我们老家密西西比州哥伦比亚市，在窗后为我们点亮蜡烛。*伊芙的人生有她自己的桥段，有一天她肯定会说出自己的故事。

谢谢我亲爱的母亲琳（Lyn）·韦伦斯。在父亲故去 20 年后，她也于 2016 年逝世。我到今天才始明白你人生的复杂性、你对我的深刻影响，尤其在爱和一切精神性事物方面。你对我生活的塑造，使我感激得无以言表。我希望能快点找到合适的语言。

最后是我父亲约翰·韦伦斯。近年来，随着年龄增长，当我走在多年前你设下的人生之路上，我常常想到你。我现在知道，某种意义上，你其实一直在我身边。本书有很大篇幅写的是这些年里，我的病人们如何帮我接受了你早先在我人生中投下的深刻影响；在迄今的人生中，我失去过你，后来又找到了你。这个发现的循环，我希望人人都能体会——从喜悦到悲伤，再重拾喜悦。

---

*　北美风俗，象征指引和庇护。

译名对照表

A 阿片样药物：opioid
   癌症：cancer
   安慰剂：placebo
   澳大利亚健康从业人员监管局：
   Australian Health Practitioner
   Regulation Agency，Ahpra

B 白质：white matter
   被试：subject
   奔马律：gallop
   必达净：Betadine™
   臂［神经］丛：brachial plexus
   闭锁［综合征］：locked-in [syndrome]
   表面结构：surface anatomy
   病变：lesion
   病历：chart，record
   ［神经］剥离子：dissector

C 侧叶：lateral lobe
   查体：physical exam

肠道坏死：necrotic bowel
超声探头：ultrasound probe
超声心动图：echocardiogram，ECG
成疝：herniation ①
持针器：needle driver
尺神经：ulnar nerve
冲洗术：washout operation
［心脏］充盈受损：filling defect
出血性休克：hemorrhagic shock
初级保健医师：primary care doctor
创伤：trauma，traumatic injury
磁共振成像：magnetic resonance
   imaging，MRI

大奥蒙德街儿童医院：Great Ormond   D
   Street Hospital for Children，
   GOSH
大脑：cerebrum
大脑前动脉：anterior cerebral artery
大脑中动脉：cerebral middle artery

护士长：charge nurse

化疗：chemotherapy

缓和（旧：姑息）：palliation

灰质：gray matter

或战或逃：fight-or-flight

J 机械通气：mechanical ventilation

肌腹：muscle belly

肌腱：tendon

基板：placode

基底动脉：basilar artery

基底核：basal ganglia

极早早产：extreme prematurity

急腹症：acute abdomen

急救人员（技士）：emergency medical technician，EMT

急救医［士］：paramedic

急诊部：Emergency Department，ED

急诊手术：emergency operation

棘波：spike

脊神经根切断术：rhizotomy

脊髓：spinal cord

脊髓的子宫内手术：intrauterine surgery on

脊髓脊膜膨出管理研究：Management of Myelomeningocele Study，MOMS

脊髓受压（脊髓压迫症）：spinal compression

脊柱：spinal column

脊柱裂：spina bifida

脊椎：spine

脊椎麻醉（腰麻）：spinal anesthesia

夹闭：clip

甲基丙烯酸甲酯：methyl methacrylate

间断缝合：interrupted suture

监护仪：monitor

减压：decompress

渐冻症（肌萎缩侧索硬化）：amyotrophic lateral sclerosis，ALS

交叉配血：cross match

胶原硬脑膜替代物：collagen dural substitute, 66

胶质母细胞瘤：glioblastoma multiforme，GBM

截瘫：paraplegia

解剖平面：dissection plane

介入：intervention ②

介入放射科：interventional radiology

筋膜：fascia

紧急送院：emergency transport

近端神经：approximal nerve

颈动脉：carotid

颈动脉内膜切除术（剥脱术）：carotid endarterectomy，CEA

颈动脉鞘：carotid sheath

颈动脉狭窄：carotid stenosis

颈静脉：jagular vein

颈内动脉：internal carotid artery

颈托：cervical spine collar

颈椎：cervical spine, 218, 229

痉挛状态：spasticity

静脉：vein

静脉渗液：venous ooze

救生钳：Jaws of Life

倦怠：burnout

咖啡因：caffeine　　　　　　　　K

喀喇音：squeak

开颅术：craniotomy

抗生素：antibiotics

空腔效应：cavitation

L　理疗（物理治疗）：physical therapy

连体双胞胎：conjoined twins

连续缝合：running suture

良性：benign

裂伤：laceration

临床结局：clinical outcome

流行性腮腺炎：mumps

《柳叶刀》：*The Lancet*

隆隆样音：rumble

颅底：base of the skull

颅骨：skull

颅骨凹陷骨折：depressed skull fracture

颅骨膜：pericranium

颅脑：brain and skull

颅内压：intracranial pressure

路疹：road rash

轮床：gurney

（科室）轮转：medical rotation

M　麻痹：paralysis, 又"瘫痪"

麻木：numbness

麻醉维持：anesthetic maintenance

麻醉诱导：anesthetic induction

麻疹：measles

脉搏血氧仪：puls oxygenation monitor

毛细血管：capillary

毛细血管床：capilarry bed

美国国家卫生研究院：National Institutes of Health, NIH

美国空军功勋勋章：Legion of Merit

美国空中国民警卫队：Air National Guard, ANG

美国小儿神经外科学会，American Society of Pediatric Neurosurgeons, ASPN

弥漫性内生型桥脑胶质瘤：diffuse intrinsic pontine glioma, DIPG

密西西比木兰十字勋章：Mississippi Magnolia Cross

密质骨（骨密质）：compact bone

面神经丘：facial colliculus

母胎医学：maternal-fetal medicine

[心包] 摩擦音：[pericardial friction] rub

N　囊肿：cyst

脑 [脊] 膜：meninges

脑出血：brain hemorrhage

脑动脉：cerebral artery

脑干：brainstem

脑沟：sulci

脑回：gyri

脑积水：hydrocephalus

脑积水临床研究网：Hydrocephalus Clinical Research Network, NCRN

脑脊液：cerebrospinal fluid, CSF

脑瘤：brain tumor

脑膜炎：meningitis

脑桥：pons

脑神经：cranial nerve

脑室：cerebral ventricle

脑室腹腔分流管：ventriculoperitoneal shunt，VPS

脑死亡：brain death

脑瘫：cerebral palsy

脑叶：lobe

脑肿胀：brain swelling

内耳道：internal auditory meatus

内分泌科：endocrinology

内镜下第三脑室造瘘术：endoscopic third ventriculostomy

颞叶：temporal lobe

脓液：pus

P　盘绕：coil

皮瓣：skin flap

平均在院时长：average length of stay，average LOS

破裂：rupture

普理灵：Prolene™

Q　脐带：umbilical cord

气道：airway

气管切开：tracheostomy

牵开器：retractor

牵引：traction

前哨出血：sentinel bleed

[脑]桥小脑角：cerebellopontine angle

枪伤：gunshot wound，GSW

青少年糖尿病：juvenile diabetes

全秃（完全脱发症）：alopecia totalis

确定性治疗：definitive treatment

R　桡神经：radial nerve

韧带：ligament

妊娠：gestation

软脑膜：pia

S

三角肌：deltoid

三头肌：triceps

神经病理性疼痛：neuropathic pain

神经瘤：neuroma

神经簇：nerve fascicle

《神经外科杂志》：*Journal of Neurosurgery*，*JNS*

神经外膜：epineurium

神经—血管内手术（神经介入）：neuro-endovascular surgery，neurointervention

神经移植术：neurotization，nerve transfer

神经营养因子：neurotrophic factor

神经元：neuron

神经元[细]胞体：cell body of neuron

神经支配：innervation

肾上腺素：adrenaline，epi[nephrine]

肾衰竭：renal failure

生命体征：vital sign

失血性休克：hemorrhagic shock

失语：aphasic

矢状窦：sagittal sinus

试管受精：in-vitro fertilization，IVF

室颤（心室纤颤）：ventricular fibrillation，V-fib

室性心动过速：ventricular tachycardia，V-tach

适应证（指征）：indication

[配头灯的]手术放大镜：surgical

新生儿科：neonatology

《新英格兰医学杂志》：The New Eng-
　　land Journal of Medicine，NEJM

形成血栓：thrombose

胸锁乳突肌：sternocleidomastoid
　　muscle

胸椎：thoracic spine

叙事医学：narrative medicine

学术性神经外科：academic neuro-
　　surgery

血管：blood vessel

血管畸形：blood vessel malformation

血管造影：angiogram

血块：blood clots

血胸：hemothorax

血氧饱和度：oxygen saturation

巡回护士：circulating nurse

Y　延髓：medulla

羊水：amniotic fluid

腰骶 [神经] 丛：lumbosacral plexus

腰椎：lumbar spine

叶酸：folic acid

叶酸 [盐]：folate

腋神经：axillary nerve

医学院入学考试：Medical College
　　Admissions Test，MCAT

医院关键指标：hospital vital metrics

胰腺：pancreas

移植物：graft

遗体实验室，解剖实验室：cadaver
　　lab，anatomy lab

异物滞留：retained foreign body

疫苗犹豫：vaccination hesitancy

意识错乱：confusion

引流静脉：draining vein

硬 [脑] 膜外血肿：epidural hematoma

硬 [脑] 膜下积脓：subdural empyema

硬 [脑] 膜下血肿：subdural hema-
　　tomas

硬脑膜：dura mater

远端神经：distal nerves

运动皮层：motor cortex/strip

[心脏] 杂音：[cardiac] murmur　　　Z

载瘤血管：parent vessel

择期手术：elective operation

张力性气胸：tension pneumothorax

枕骨大孔：foramen magnum

枕叶：occipital lobe

镇静剂：sedation

正中沟：median sulcus

正中神经：median nerve

芝加哥美术馆：Art Institute of
　　Chicago

植入物：implant

中风（脑卒中）：stroke

中厚骨移植：split-thickness bone graft

中脑：midbrain

中枢神经系统：central nervous system

肿瘤：tumor

重症监护室：intensive care unit，ICU

周围神经系统：peripheral nervous
　　system

轴突：axon

蛛网膜：arachnoid membrane

蛛网膜下腔：subarachnoid space

主动脉回流：aortic regurgitation

主治医师：attending

住院［医师］培训（住培）：residency

住院医师：resident

住院总医师（住院总）：chief resident

专科医师培训（专培）：fellowship

转运床：stretcher ②

椎板：lamina

椎管：spinal canal

椎间孔：intervertebral foramen，foramina

姿势异常：posturing

子宫内脊髓脊膜膨出闭合术：intra-uterine surgery for a myelomeningocele closure

自主神经系统：autonomic nervous system

作业治疗：occupational therapy

坐骨神经：sciatic nerve